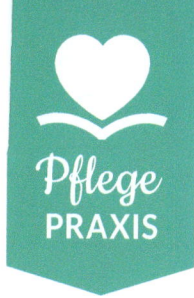

Pflege
PRAXIS

Gabriela Koslowski

Resilienz in der Pflege

Sie sind stärker als Sie glauben

Gelassen durch den beruflichen Alltag

schlütersche

Gabriela Koslowski studierte praktische Psychologie und psychologische Beratung. Sie arbeitet als selbstständige psychologische Beraterin und Psycho-Coach in ihrem eigenen Unternehmen »Lebensspur.org«. Als Lehrerin für Pflege war sie 18 Jahre an verschiedenen Schulen in den Themenbereichen Pflege, Geragogik und Psychologie tätig. Als Mentalcoach hält sie heute Vorträge und gibt Seminare in Unternehmen der Gesundheitsbranche. In ihrer zwölfjährigen Tätigkeit als examinierte Krankenschwester arbeitete sie auf einer internistischen Station. In ihrer Arbeit mit Menschen ist ihr eine vertrauensvolle und wertschätzende Haltung wichtig.

»Sie selbst sind der
einzige Mensch, der genau weiß,
was er braucht!«

GABRIELA KOSLOWSKI

Bibliografische Information der Deutschen Nationalbibliothek
Die Deutsche Nationalbibliothek verzeichnet diese Publikation in der Deutschen National-
bibliografie; detaillierte bibliografische Daten sind im Internet über http://dnb.de abrufbar.

ISBN 978-3-89993-986-6 (Print)
ISBN 978-3-8426-8955-8 (PDF)
ISBN 978-3-8426-8956-5 (EPUB)

© Schlütersche Fachmedien GmbH
Hans-Böckler-Allee 7, 30173 Hannover
buchvertrieb@schluetersche.de
www.schluetersche.de

Titelbild: detailblick-foto - stock.adobe.com
Covergestaltung und Reihenlayout: Lichten, Hamburg
Satz: Sandra Knauer Satz · Layout · Service, Garbsen
Druck und Bindung: CPI Druckdienstleistungen GmbH, Erfurt

Inhalt

Vorwort

Bevor ich psychologische Beraterin wurde, habe ich viele Jahre als Lehrerin für Pflege gearbeitet. Zuvor war ich zwölf Jahre als examinierte Krankenschwester auf einer internistischen Station tätig. Meine Arbeit in der Klinik hat mir immer viel Freude bereitet und es war schön zu sehen, wenn Patienten wieder gesund das Krankenhaus verließen. Oft hätte ich gerne mehr für sie Zeit gehabt, doch die Arbeitsbedingungen im Klinikbetrieb sind heute wie damals bestimmt von hohen körperlichen und psychischen Belastungen, Zeitdruck, ungünstigen Arbeitszeiten. Nicht zuletzt bestehen sie in einem hohen Maße aus administrativen Aufgaben, aus zeitfressenden Dokumentationen, intensiven Gesprächen mit Angehörigen und vielem mehr.

Von Pflegekräften wird heute viel verlangt an Flexibilität, Fach-, Sozial- und Veränderungskompetenz. Hinzu kommt, dass die Arbeit mit psychisch Erkrankten und demenzerkrankten Menschen weitere, hohe Anforderungen an das Pflegepersonal stellt. Jeder Tag ist eine neue Herausforderung. Neben allen fachlichen Kompetenzen benötigen Pflegekräfte eine klare Haltung in der Arbeit mit Pflegebedürftigen:

- innere Stärke
- Selbstliebe
- Selbstbewusstsein

Um genau diese klare Haltung geht es in meinem Buch, liebe Leserinnen und Leser, denn für diese klare Haltung brauchen Sie eine stabile Grundlage, die Resilienz.

> **Definition** ▸ **Resilienz**
>
> Resilienz ist eine Kraft, die es Ihnen ermöglicht, schwierige Situationen und Herausforderungen zu bewältigen, indem Sie auf Ihre Ressourcen und Potenziale zurückgreifen. Das Schöne ist: Resilienz lässt sich lernen, entwickeln und fördern!

Haben Sie sich auch schon einmal gefragt, warum einige Menschen belastende und schlimme Krisen erlebt und dennoch ihr Leben wunderbar gemeistert haben? Was ist ihr Geheimnis? Woher nehmen diese Menschen die Kraft, um mit unterschiedlichen Herausforderungen im Leben umgehen zu können?

Das Geheimnis heißt »Resilienz«. Es ist eine innere Stärke, die wir alle (!) in uns tragen. Oftmals fehlt uns der Mut oder die Idee, etwas zu verändern. Manchmal brauchen wir einen Perspektivwechsel, um aus belastenden Situationen herauszukommen. Vielleicht hindert uns auch Angst, weil wir nicht wissen können, was passiert, wenn wir etwas verändern. Wenn wir uns aber Situationen stellen und sie wirklich bewältigen, werden wir in einen Zustand kommen, in dem wir uns wohl fühlen, uns annehmen können und glücklich werden.

Wenn ich auf mein bisheriges Leben zurückschaue, habe ich viele wunderbare Momente erlebt, für die ich unendlich dankbar bin. Aber es gab auch sehr einschneidende Erlebnisse, die mich an meine Grenzen geführt haben. Ich hatte ein Burnout im Endstadium. Nach 30 Jahren Beziehung und 26 Jahren Ehe trennte sich mein Mann von mir. Ich verlor meine beste Freundin durch eine schwere Erkrankung.

Glauben Sie mir: Es gab diese Momente, da stand ich am Abgrund und musste mich entscheiden, wie mein Weg weitergeht.

Es waren Erlebnisse, die schrecklich und schmerzhaft waren, die mich ängstigten. Ich bin dennoch nicht stehen geblieben, sondern habe den Schritt ins Neue, Unbekannte gewagt. Dank all dieser Situationen und Krisen führe ich heute ein anderes Leben: glücklich, zufrieden und sehr dankbar.

Auch Sie haben Ihr eigenes Schicksal, Ihre Geschichte. Sie können bestimmte Lebensumstände nicht ändern, aber Sie haben die Möglichkeit, anders auf Situationen zu reagieren. Sie haben die Kraft und die Stärke. Was Sie benötigen, ist der Mut, Schwierigkeiten zu überwinden und an neuen Lebenssituationen zu wachsen. Genau darum geht es in meinem Buch.

Ganz bewusst lautet der Untertitel: »Sie sind stärker als Sie **glauben**« und nicht »Sie sind stärker als Sie **denken**«. Wir denken immer sehr viel, überdenken Dinge, wägen das Für und Wider ab und unser Kopf entscheidet. Doch oft schreien unser Körper und unsere Seele. Sie werden nicht müde, Signale zu senden: Kopfschmerzen, Verspannungen, Luftnot, Ohrgeräusche, Rückenschmerzen, Appetitlosigkeit, Hauterkrankungen, Allergien. Trotzdem entscheiden wir uns gegen unseren Körper und unsere Seele. Weil wir zu viel denken, statt an uns zu glauben.

Ich hoffe, dass Sie mein Buch inspiriert, Sie dazu animiert, an sich zu glauben, Ihnen Mut macht, Kraft gibt und Wege aufzeigt, um ein zufriedenes, glückliches Leben zu Leben.

Sie sind stärker als Sie glauben.

Gabriela Koslowski

Mein Dank gilt

Meiner wunderbaren Lektorin, Claudia Flöer von der Schlüterschen Verlagsgesellschaft in Hannover, die immer für mich da war und mir mit Rat und Tat zur Seite stand, meinen tollen Kindern Anna und Kilian, die immer an mich geglaubt haben, meinen Freundinnen und Freunden, die mich immer unterstützt haben, meiner Großmutter Annemarie, die mir ihre Liebe und ein Wertesystem mit auf den Weg gegeben hat und meinen Seminarteilnehmern, die mir ihr Vertrauen geschenkt haben.

Einleitung

Als psychologische, systemische Beraterin arbeite ich seit Jahrzehnten mit Pflegekräften und Menschen in sozialen Berufen zusammen. In meinen Seminaren erlebe ich jeden Tag, wie Pflegende fantastische Arbeit leisten – am Patienten, an Bewohnern – Tag für Tag und Jahr für Jahr. Im Schichtdienst, am Wochenende und an den Feiertagen.

All diese Menschen haben eine besondere Fähigkeit: Sie geben viel, helfen und unterstützen andere im Alltag und haben immer ein offenes Ohr für Patienten, Angehörige, Kollegen und Ärzte. Daheim ist ihr Blick auf die Familie gerichtet. Nur für sich selbst haben all diese Menschen oft keinen Blick mehr über.

Mit diesem Buch möchte ich Sie inspirieren und neue Impulse setzen, indem ich Sie dazu einlade, innezuhalten und auf Ihre Leistung zu schauen:
- Sie werden lernen, zu reflektieren und wertzuschätzen, was Sie jeden Tag vollbringen.
- Sie werden aber auch lernen, sich selbst zu sehen, Ihre Bedürfnisse und Wünsche.

Sie finden, das wäre zu viel des Guten? Ich nenne das Selbstliebe. Diese Selbstliebe zu lernen, weiterhin eine empathische Pflegekraft zu bleiben, aber sich selbst nicht vergessen, ist eine Kunst, die man lernen kann.

> **Wichtig** · **Resilienz lässt sich lernen**
>
> Resilienz entwickelt sich, wenn Sie beginnen, sich selbst besser wahrzunehmen, um ein starkes Selbstbewusstsein zu erlangen. Wenn Sie sich besser reflektieren, um sich besser zu verstehen und wenn Sie bereit sind, Verantwortung zu übernehmen, Ihre Komfortzone zu verlassen und neue Handlungsspielräume zu nutzen.

Wie das funktioniert, lernen Sie in einzelnen Schritten in meinem Buch. Ich kann Ihnen versichern, dass viele meiner Seminarteilnehmer diese Fähigkeit zur Selbstliebe und damit die Resilienz tatsächlich in sich entdeckt und weiterentwickelt haben.

Ich schreibe dieses Buch aber auch aus einem weiteren Grund: Vor elf Jahren hatte ich ein Burnout im Endstadium und war wochenlang in einer Kurklinik. Dass ausgerechnet mir einmal so etwas passiert, hätte ich nie für möglich gehalten. Dennoch ich bin da hineingerutscht und habe viele Zeichen nicht wahrgenommen oder verleugnet.

Damals war ich noch nicht resilient. Meine fehlende Resilienz führte zu Energieverlust, permanenter körperlicher Anspannung, Rückenschmerzen und weiteren Symptomen. Fehlende Resilienz ist oft ein Grund, warum Menschen in ein Burnout rutschen!

Heute sehe ich mein Burnout als Geschenk. Es hat mir die Augen geöffnet und ich habe seitdem vieles in meinem Leben verändert. Doch so weit muss es gar nicht kommen. In diesem Buch möchte ich Ihnen helfen, sich selbst besser zu verstehen, damit Sie ein erfülltes und glückliches Leben führen können – ganz ohne Burnout!

Ich habe mit vielen Teilnehmern gearbeitet, die nach dem Seminar eine andere Sichtweise auf ihr Leben bekommen und Dinge geändert haben. Resilienz lässt sich lernen – das können Sie auch!

Vor elf Jahren gab es eine Zeit in meinem Leben, in der ich sehr viel gearbeitet habe, sicherlich auch um zu kompensieren, dass ich den Verlust eines Menschen verarbeiten musste. Ich hatte ein erfülltes Familienleben und stürzte mich in die Arbeit, statt über die Trauer zu sprechen.

Sport war ein wichtiger Bestandteil meines Lebens und Ich liebte meine Arbeit als Lehrerin für Pflege, übernahm stets auch noch Unterricht, wenn meine Kollegen ausfielen. Ich war einfach sehr froh, mich mit Arbeit ablenken zu können. Nebenbei arbeitete ich in einer Einrichtung für Asylbewerber und widmete mich integrativer Arbeit.

Am Anfang klappte alles wunderbar, doch nach einigen Monaten bekam ich neben Nackenschmerzen zeitweise Unruhezustände und leichte Rückenschmerzen. Ich nahm das aber nicht weiter ernst. Nach einigen Wochen bekam ich Schlafstörungen, schlief abends erschöpft ein, wachte dann mitten in der Nacht auf, grübelte und schlief erst in den frühen Morgenstunden wieder ein. Wenn ich morgens zur Schule ging, war ich schon erschöpft. Da ich aber so erzogen wurde, dass man Dinge nicht schleifen lässt (»Was du heute kannst besorgen, verschiebe nicht auf Morgen«), hielt ich nicht inne, sondern machte einfach weiter.

Etwas später wurden die Symptome deutlicher: Ich vergaß ständig Dinge. Eines Tages kam ich schwer bepackt aus dem Supermarkt und konnte mich nicht mehr daran erinnern, wo ich mein Auto geparkt hatte. Meine verzweifelte Suche blieb erfolglos. Als ich voll bepackt, schweiß gebadet und heulend nach Hause kam, schaute mein Mann mich ratlos an. Später suchten wir gemeinsam nach meinem Auto und fanden es auch Stunden später. Ich konnte mich nicht daran erinnern, es dort abgestellt zu haben.

Und es wurde schlimmer: In den nächsten Tagen und Wochen suchte ich meine Brille, meine Hausschlüssel (die ich im Kühlschrank wiederfand), Lebensmittel (die Milch fand sich im Badezimmerschränkchen), mein Fahrrad – ich sagte niemandem etwas davon, so peinlich war mir die Tatsache – hatte ich einfach irgendwo in der City abgestellt.

Allmählich machte ich mir Sorgen: Was war los mit mir? Litt ich an einer Demenz? Mit gerade mal 41 Jahren? Meine Angst wuchs und ich beschloss, Dinge, die ich zu erledigen hatte, auf kleine Zettel zu schreiben, die ich mir in die Hosentasche steckte. Wenn ich mein Auto parkte, malte ich eine Skizze, damit ich es später auch wiederfand. Als mein Sohn mich anrief, dass ich ihn doch vom Sportunterricht abholen sollte, musste ich leider zugeben, dass ich ihn vollkommen vergessen hatte. Also schrieb ich mir alle Erledigungen, Verabredungen, geparkte Autos und Fahrräder noch genauer auf. Aber es wurde nicht besser. An einem Nachmittag, als ich gerade im Supermarkt stand, riefen meine Kinder an: Zwei Freundinnen saßen bei mir zu Hause – ich hatte sie für diesen Tag eingeladen. Ich hatte einfach vergessen, mir diese Verabredung aufzuschreiben.

Meine ganze Gedankenwelt veränderte sich. War ich bislang ungeheuer gern joggen gegangen, saß ich nun lange auf dem Küchenstuhl und überlegte: »Joggen? Dann muss ich aufstehen und die Tasche holen, mich ausziehen, bücken, die Schuhe ausziehen, mich umziehen, die Schnürsenkel der Sportschuhe binden, die Haustür öffnen, Laufen, danach wieder umziehen und dann wieder duschen, wieder anziehen...«

Diese Gedankengänge wiederholten sich und ich war unfähig aufzustehen. Die Zeit verging und ich blieb einfach auf dem Küchenstuhl sitzen. Zum Joggen fehlte mir die Kraft. Und die zähen Gedankengänge begleiteten mich, wenn ich den Haushalt machte oder einkaufen wollte. Ich hatte das Gefühl, mein Leben wäre eine unablässige Abfolge von äußerst ermüdenden, kräftezehrenden Handlungen. Jeder Tag fiel mir schwerer als der vorherige. Ich fühlte mich wie in einem Hamsterrad, das sich immer schneller drehte.

Der Unterricht, der mir immer Freude gemacht hatte, wurde zum Problem. Ich hatte Mühe, die sieben Stunden durchzuhalten. Abends nahm ich Baldriantropfen, mitten in der Nacht wurde ich trotzdem wach und mein Gedankenkarussell machte mich schwindelig. Ich verlor Gewicht, hatte keinen Appetit mehr. Manchmal stand ich einfach da und fragte mich, was da eigentlich mit mir passierte.

Dann kam der Tag, an dem ich Wäsche in die Waschmaschine geben wollte. Ich kniete vor der Waschmaschine, unfähig, die Wäsche in die Trommel zu legen. Mir brach der Schweiß aus und ich zitterte am ganzen Körper. In diesem Moment wusste ich: Ich benötigte dringend Hilfe! Also rief ich in einer nahegelegenen psychologischen Praxis an, die ich kannte. Zum Glück ging jemand ans Telefon und erkannte meine Lage. »Wollen Sie selbst kommen oder sollen wir Ihnen einen Krankenwagen schicken?«, wurde ich gefragt.

Ich schaffte den Weg noch aus eigener Kraft, auch wenn es fast eine Stunde dauerte, ehe ich die paar hundert Meter zurückgelegt hatte. In der Praxis wurde ich einer Reihe von Tests unterzogen und neurologisch untersucht. Ich fürchtete mich die ganze Zeit vor dem Moment, in dem die Diagnose »Demenz« zum ersten Mal offen geäußert werden würde. Innerlich war ich gewappnet. Ich starrte die Psychologin an, als sie sagte: »Ja, also wir müssen noch die restlichen Untersuchungen abwarten, aber es handelt sich bei Ihnen um eine völlige psychische, physische und emotionale Erschöpfung im Endstadium, kurz Burnout.«

Mir fehlten die Worte: Burnout? Ich? Das konnte nicht sein! Ich gab doch Seminare zur Stressprävention! Ich war fassungslos, entsetzt. Keine Demenz, sondern ein Burnout. Neben der Erleichterung, keine Demenz zu haben, fragte ich mich, wie das passieren konnte. Ich saß im Behandlungsraum und war in Tränen aufgelöst.

»Möchten Sie in eine Akut- oder eine Kurklinik?«, fragte die Ärztin, als ich mich einigermaßen gefasst hatte. Ich entschied mich für die Kurklinik, weil ich trotz meiner desolaten Verfassung hoffte, den Klinikaufenthalt so noch einige Wochen hinausschieben zu können. Ich hatte doch noch so vieles zu tun!

Innerhalb von acht Tagen war der Bescheid da. Die Kur war genehmigt. Ich konnte es nicht fassen. Wie sollte es zu Hause weitergehen? Mein Mann, die Kinder, der Haushalt, der Garten, Einkaufen, mein Beruf … Und ich sollte für sechs Wochen weg! Beim Gedanken, das alles vorzubereiten, brach mir der Schweiß aus. In diesem Moment merkte ich zum ersten Mal, wie vollkommen erschöpft ich war. Ich gab den inneren Widerstand auf und fuhr in die Kur.

Heute sage ich: Mein Burnout war für mich die beste Erfahrung meines Lebens und ein ganz großes Geschenk. Während der Kur habe ich mein Leben verändern können. Was ich alles geändert habe, welche Einstellungen ich über den Haufen warf und welche Übungen mir bei diesem Veränderungsprozess geholfen haben, lesen Sie im Buch. Heute weiß ich, dass ich resilient bin!

Doch es muss nicht erst zur kompletten Erschöpfung kommen. Es gibt viele Möglichkeiten, vorher schon zu reagieren und achtsam zu sein. Und Sie, liebe Leserinnen und Leser, haben die Chance, Ihr Leben zu verändern! Sie haben Resilienz, davon bin ich überzeugt, Sie sind stärker als Sie glauben!

1 Was bedeutet es, resilient zu sein?

Kennen Sie auch Menschen in Ihrem Umfeld, die Dinge erlebt haben, Trennungen, Krisen, Trauer, Krankheiten, Schicksalsschläge und nicht daran zerbrochen sind? Wo doch andere Menschen schon an kleinsten Misserfolgen zerbrechen?

Manche Menschen können mit Belastungen, Druck und Krisen umgehen. Sie sehen diese Situationen als Chance, also nicht als einen Zustand, indem sie verharren, sondern als einen Prozess, aus dem sie lernen. Sie sind resilient. Resilienz ist so etwas wie eine Widerstandsfähigkeit oder auch eine »Stehaufmännchen-Fähigkeit«.

Wenn Sie es schaffen, eine Situation, eine Krankheit, eine Trennung als eine neue Herausforderung zu sehen, können Sie eine neue, positivere und glücklichere Einstellung zum Leben entwickeln. Dazu ist es nötig, Ihre Glaubenssätze (▶ Kap. 7.7) und Lebensmuster einmal zu hinterfragen.

> **Fazit** ▶ **Resilient sein bedeutet …**
>
> wieder aufzustehen, auf die Beine kommen, innere Stärke besitzen, sich der eigenen Ressourcen bewusst zu werden.

Der Begriff Resilienz stammt eigentlich aus der Physik. Dort bezeichnet er die Fähigkeit eines Stoffes, sich zu verformen und wieder in die Ausgangsposition bzw. in die ursprüngliche Form zurückzufinden. Ein Mentor von mir sagte einmal, Resilienz bedeute für ihn »psychische Robustheit«.

1.1   Resilienz ist eine Haltung

Ein kleiner Teil von Resilienz ist genetisch begründet. Manche Menschen werden mit dieser Fähigkeit geboren und verstärken sie durch die Erfahrungen in ihrer Kindheit und ihrem späteren Erwachsenenleben.

- Resiliente Menschen akzeptieren schwierige Erlebnisse, Trauer, Trennungen oder Krankheiten. Sie verstehen, dass all dies zum Leben dazugehört.
- Resiliente Menschen betrachten das Leben positiv: Ihr Glas ist immer halb voll, niemals halb leer.
- Resiliente Menschen achten auf das, was sie geleistet haben. Sie schauen weniger auf ihre Defizite oder Fehler, sondern erkennen, was gut gelungen ist und sind stolz darauf.
- Resiliente Menschen sind offen für Neues, weil sie wissen, dass das Leben einer stetigen Veränderung unterliegt. Sie betrachten Veränderungen weniger als Krise, sondern eher als Teil des Lebens.

Wenn uns die Resilienz fehlt bzw. wir sie noch nicht in uns entdeckt haben, bleibt keineswegs eine Leerstelle in uns. Es ist die Angst, die an diese Stelle tritt: Angst vor Veränderung. Neues wird nicht als Weiterentwicklung gesehen, sondern als Bedrohung.

1.2   Resilienz lässt sich lernen

Es hängt in sehr großem Maße davon ab, wie Sie Veränderungen wahrnehmen. Ist jede Veränderung eine Krise? Für viele ist das so. In meinen Seminaren »50+« erlebe ich viele ältere Seminarteilnehmer, die sich z. B. gegen die Digitalisierung der Dokumentation wehren.

Beispiel ➤ »Muss ich denn schon wieder bei null anfangen?«

Frau M., 56 Jahre alt und gestandene Pflegekraft, war außer sich: »Jahre-lang habe ich Fortbildungen zum Thema »Pflegeplanung« besucht. Immer war ich auf dem neuesten Stand. Jetzt soll alles digitalisiert werden! Da muss ich doch wieder bei null anfangen!«

Frau M. war der festen Überzeugung, ihre jahrelangen Fortbildungen seien für die Katz gewesen. Als wir genauer auf ihre Lebensumstände eingingen, stießen wir auf genau diesen Glaubenssatz, der Frau M. schon ihr Leben lang begleiteten. Sie hatte ihn von ihrem Vater übernommen. Der war Schuhmachermeister, führte jahrzehntelang den familieneigenen Betrieb und war Neuerungen gegenüber alles andere als aufgeschlossen. Verände-rungen waren schreckenerregend – da wäre ja alles für die Katz!

Zudem hatte Frau M. einen Heidenrespekt vor Computern: »Ein Bekann-ter hat mir mal gesagt, wenn ich nicht ordentlich abspeichern würde, wären alle Daten verloren«, erzählte sie uns. »Das hat mir echt Angst ein-gejagt.«

Aber genau daran konnten wir arbeiten – und das taten wir auch. Wir fan-den gemeinsam mit Frau M. in einem Stärkenprofil ihre Ressourcen, Stär-ken und Fähigkeiten heraus:

Für ihr Stärkenprofil beantwortete Frau M. diese Fragen:
- Worin bin ich gut?
- Was liegt mir besonders, was fällt mir leicht?
- In welchen Situationen oder Situationen kann ich mein Fachwissen an-wenden?
- In welchen Bereichen bin ich Experte?
- Welche Erfolge kann ich in meinem Leben/Beruf verzeichnen?

Für ihr Schwächen-Profil stellte sich Frau M. diese Fragen:
- Was fällt mir oft besonders schwer?
- Was kostet mich große Überwindung? Bringt es mich in meinem Leben weiter/beruflich weiter, wenn ich mich überwinde?
- Welche Misserfolge gab es?

- Welche Kenntnisse könnte ich noch ausbauen?
- Was macht mir keinen Spaß?
- Wäre ich bereit, Zeit und Energie in eine Änderung einzubringen?

Im Anschluss überlegten wir in der Gruppe, was Frau M. helfen würde. Ein paar Ideen waren schnell gefunden:

- Anmeldung zu einem Computerkurs
- Einen Bekannten bitten, ihr einmal pro Woche am PC zu helfen
- Ihre Ängste auf der Station offen aussprechen
- Sich ihr Wissen bewusst machen (jahrelange Fortbildungen zum Thema »Pflegeplanung« sind ein großer Wissensschatz)
- Sich für erste Erfolge belohnen (z. B: mit einem Eis, einem netten Mitbringsel für die Wohnung, einem Spaziergang, einem Cafébesuch mit einer Freundin)

Ein paar Monate später erhielt ich eine E-Mail von Frau M.:

»Liebe Frau Koslowski,

vielen Dank für das tolle Seminar! Ich habe inzwischen einige Dinge verändert und mich mit drei anderen Teilnehmerinnen aus dem Seminar zu einem Computerkurs angemeldet und diesen erfolgreich beendet. (Was ich vorher nicht geglaubt hätte, dass ich das schaffe!)

Ich hatte mir einen Computerkurs viel schlimmer vorgestellt, und wissen Sie, was mir viel Mut gemacht hat? Es war die Feststellung, dass andere ja die gleichen Probleme am PC haben wie ich.

Und nachdem ich mich jetzt auf der Station mit dem neuen Programm beschäftigt habe, fällt es mir viel leichter. Das schönste Erlebnis hatte ich letzte Woche, als mich eine 26-jährige Kollegin gefragt hat, ob ich ihr bei der Dokumentation am PC helfen könne. Es hat mich sehr stolz gemacht.

Mit den drei anderen Seminarteilnehmerinnen hat sich eine echte Freundschaft entwickelt, sodass wir beschlossen haben, den Aufbaukurs im Herbst zu machen. (Hätten Sie das geglaubt im Februar?)

Und nun … was das Belohnen angeht. Ich fahre mit meiner Freundin für drei Tage nach Norderney, ich freue mich schon sehr darauf. Mein Mann hat nicht schlecht gestaunt, was gerade so alles passiert. Und Sie haben so recht: Wenn mich kein anderer belohnt, mache ich das eben selbst!

Danke, dass Sie mich wachgerüttelt haben, ich bin nun aus der »Nörgelfalle« und weiß, auch mit 56 Jahren bin ich noch lernfähig und schaffe das.«

Über diese E-Mail und die Veränderungen von Frau M. habe ich mich riesig gefreut. All diese Ressourcen und Fähigkeiten hatte Frau M. in sich. Mit unserer Hilfe hat sie erkannt, dass es wichtig ist, mit der Zeit zu gehen und dass Veränderungen zu unserem Alltag in Unternehmen gehören.

So wie Frau M. auch verstanden hat, dass sie Fähigkeiten und Talente hat und sich nun zutraut, um neue Situationen zu bewältigen. Frau M. verspürte nun das Gefühl von innerer Stärke und mehr Selbstbewusstsein. Sie ist aus einer Situation von Angst und Unbehagen herausgetreten und hat verstanden, dass nur sie selbst etwas verändern und bewirken kann. Sie hat aktiv etwas an ihrer Situation geändert und etwas Neues gewagt.

1.2.1   Was hat Frau M. resilient gemacht?

1. **Eine neue Grundhaltung:** Frau M. hat sich ihr Stärken- und Schwächen-Profil angesehen und sich auf die positiven Dinge besonnen. Ihre neue Grundhaltung ist Optimismus. Ihr neuer Leitsatz lautet: »Nur wer wagt, gewinnt!«
2. **Verantwortungsbereitschaft:** Frau M. ist bereit, ihre Opferrolle zu verlassen (»Ich schaffe das ja sowieso nicht …«). Stattdessen nimmt sie eine Herausforderung an und besucht einen Computerkurs.
3. **Handlungsfähigkeit:** Frau M. will sich nicht mehr hilflos einer Situation ausliefern. Sie ist bereit, die Ärmel hochzukrempeln (Kurs suchen, mit ihrer Leitung abklären, dass sie dann nicht in den Spätdienst eingeteilt wird und sich anmelden).
4. **Sich der neuen Situation stellen:** Frau M. kann jetzt Sätze von früher (»Das schaffst du doch eh nicht.«) zulassen und sagen: »Ja, das war frü-

her. Heute lebe ich im Hier und Jetzt und schaffe das mit all meiner Erfahrung.«

5. **Selbstwert:** Frau M. kann jetzt stolz sein auf die Dinge, die sie im Leben schon geleistet hat. Sie kann stolz darauf sein, sich zum Kurs angemeldet zu haben.

6. **Belohnung:** Frau M. hat sich ein Ziel gesetzt (»Wenn ich den Kurs schaffe, fahre ich mit einer Freundin nach Norderney.«).

7. **Netzwerke schaffen:** Frau M. hat nicht nur eine Freundin gebeten, sie auf ihrer Reise zu begleiten, sondern ihrer Freundin auch noch gesagt, dass es sich um eine Belohnung handelt. Dadurch ist sie noch einmal besonders motiviert worden.

8. **Lösungsorientiert denken:** Frau M. weiß, dass sie nach dem erfolgreich absolvierten Kurs andere Tätigkeiten auf der Station ausführen kann, was ihr ein positives Gefühl gibt.

 Übung

Nehmen Sie Stift und Papier und beantworten Sie die folgenden Fragen bzw. ergänzen, ändern und erweitern Sie sie:

Blick auf mich
- Was mögen andere Menschen an mir? (Partner, Kinder, Freunde, Kollegen?)
- Was kann ich gut? (Kochen, Organisieren, Malen, usw.)
- Was fällt mir leicht im Umgang mit anderen Menschen (Familie, Bekannte, Patienten, Angehörigen usw.)?
- Was sind meine fachlichen Fähigkeiten? (Pflegefachliches Wissen, Fachgespräche mit Angehörigen führen, Teamfähigkeit, usw.)
- Worin gehe ich auf? Wo sind meine Interessen? (Gitarre spielen, Gartenarbeit, usw.)

Meine Stärken
- Humor
- Empathie
- Ausdauer
- Zielstrebigkeit

- Zuhören können
- Zuverlässigkeit
- Ausdauer
- Entscheidungsfähigkeit
- Kontaktfreudigkeit, Kontaktfähigkeit
- Spontanität
- Disziplin
- Organisationstalent
- Schnelle Auffassungsgabe
- usw.

Erstellen Sie Ihre eigene Hitliste Ihrer Stärken und wählen Sie drei Stärken aus, die Ihnen besonders wichtig sind.

 Übung

Sie können sich auch ein Feedback von anderen holen. Das motiviert ungemein. In meinen Seminaren schließen wir oft mit einer sogenannten »Warmen-Rücken-Übung« ab.
Jeder Seminarteilnehmer bekommt auf seinen Rücken eine Wolke aus Papier oder ein großes DIN-A4-Blatt geheftet und alle Teilnehmer schreiben ihm etwas Positives (eine Eigenschaft, eine Stärke usw.) darauf. Die Fragestellungen dazu lauten:

- »Was hat diesen Menschen im Seminar ausgemacht?«
- »Was schätzen Sie an ihm?«
- »Wo sehen Sie seine große Stärke?«

Bei dieser Übung, die häufig einhergeht mit einer meditativen Musik, sind schon Tränen der Rührung geflossen. Einige Teilnehmer konnten gar nicht fassen, dass sie so positiv wahrgenommen wurden.

1.3   Resilienz hilft in Krisen

Resiliente Menschen lernen aus Krisen. Sie sammeln Erfahrungen, gehen mit Problemen kreativ um, lernen neue Fertigkeiten und verändern ihre Lebenseinstellung. Frau M. hat genau das erfahren.

Je ausgeprägter die Krisenerlebnisse und Erfahrungen eines resilienten Menschen sind, desto sicherer und souveräner geht er mit diesen Lebenssituationen um. Er wird selbstsicherer und weniger ängstlich. Einen resilienten Menschen bringt so leicht nichts aus der Fassung. Er geht mit Stress anders um und sieht Probleme als Herausforderungen an.

Eine Krise ist nichts Unüberwindbares, sondern eine Herausforderung, etwas Neues erlernen zu dürfen und sich zu entwickeln. In meinen Seminaren erlebe ich Teilnehmer, die auf der Stelle treten, sich gegen Erfahrungen wehren und Krisen nicht lösen, sondern eher vertiefen. Es fällt ihnen schwer, vergangene Erlebnisse anzunehmen. Sie kommen über bestimmte Ereignisse nicht hinweg und investieren sehr viel Energie, um sich immer wieder damit zu beschäftigen. Oftmals fallen Sätze wie: »Hätte ich doch bloß nicht die Station gewechselt!« – »Vielleicht hätte ich doch die andere Stelle annehmen sollen?«

Diese Menschen hadern mit einer Entscheidung, die sie getroffen haben. Sie glauben, sich falsch entschieden zu haben und sind unglücklich damit, wie ihr Leben verläuft. Wir können vergangene Zeiten nicht rückgängig machen. Wenn wir ständig dem Vergangenen hinterhertrauern, kostet das wertvolle Energie. Uns kommt der Mut abhanden, etwas zu verändern. Wir haben Angst, dass das Neue vielleicht sogar noch schlimmer wird.

Das ist menschlich. Wir alle sind Gewohnheitstiere. Wir benötigen bekannte Strukturen, gewohnte Rituale, vertraute Tätigkeiten und Abläufe. All das gibt uns Sicherheit, vielleicht auch Geborgenheit. Der immer gleiche Ablauf auf der Station, die altvertrauten Kollegen, die tausendmal begangenen Wege in der Einrichtung.

Dabei sind wir ständig Veränderungen unterworfen: Das Personal wird immer knapper, die Kollegen sind öfter krank, neue Gesetze verlangen neue Dokumentationen. Was früher vertrautes Ritual war, wird plötzlich als sinnlose Tändelei identifiziert und kurzerhand abgestellt. Das sind für den einen Menschen heftige Krisen und denen begegnet er mit Unwillen und massivem Beharrungsvermögen (»Die können mir erzählen, was sie wollen – wir haben das IMMER so gemacht!«)

> *Fazit*   **Resiliente Menschen haben ...**
>
> die innere Stärke, auch in schwierigen Situationen nach einer Lösung zu suchen. Schauen wir uns an, wie sie das schaffen!

1.4 Resilienz hilft bei (notwendigen) Veränderungen

Je älter wir werden, umso schwerer fallen uns Veränderungen. Doch wir müssen uns immer wieder der Veränderung stellen. Nicht jedes Problem ist gleich ein grundlegender Konflikt. Manchmal genügen schon kleine Perspektivwechsel, um eine Situation entscheidend zu verändern.

Um besser unterscheiden zu können, ob Sie ein konkretes Problem haben oder einen Konflikt, stellen Sie sich folgende Situation vor: Sie haben Frühschicht und der Tag ist wie immer voller Überraschungen: Kollegen sind urplötzlich erkrankt, ein Patient/ein Bewohner verstirbt, Sie müssen wieder mal Streitereien mit Kollegen schlichten und auch noch Überstunden leisten, weil irgendjemand wieder irgendetwas vergessen hat.

- **Variante 1 – es war ein Problem:** Am Ende Ihres Dienstes fahren Sie nach Hause und nehmen sich vor, am nächsten Tag mal eine Teamsitzung anzuregen, damit die Arbeit besser organisiert werden kann.
- **Variante 2 – es ist Konflikt:** Die Kollegen und deren – Ihrer Ansicht nach – mangelnde Arbeitsleistung – beschäftigen Sie weiterhin. Sie machen Ihrem Ärger beim gemeinsamen Kaffeetrinken mit Ihrem Mann Luft.

Selbst beim abendlichen Bummel mit einer Freundin denken Sie immer noch an die Arbeit. Auf alle Ratschläge (»Sag doch endlich, was du ändern würdest.« – »Lass dich doch nicht immer einspannen, wenn du das gar nicht willst.«) reagieren Sie mit Angst. Trotz Ihres Ärgers glauben Sie fest daran, dass Sie nichts ändern können. »Ich muss da eben einfach durch.«, sagen Sie jedem, der es hören will.

- **Variante 3 – es ist eine Krise:** Sie gehen mit Magenschmerzen zur Arbeit. Sie reden nicht mehr mit Ihren Kollegen (»Die sind doch alle genauso mies dran.«). Sie stellen fest, dass Sie Patienten und Bewohner nur noch als Fälle sehen, aber nicht mehr als Menschen. Nachts schlafen Sie unruhig. Wenn jemand sagt: »Wechsel doch die Stelle!«, sind Sie ärgerlich: »Woanders ist es auch nicht besser! Ich kann überhaupt nichts tun!«

In schwierigen und schmerzlichen Situationen haben Sie immer die Wahl: Sie können in eine Opferhaltung gehen, im Schmerz verharren oder sich neu orientieren. Das hört sich einfach an. Aber jede Veränderung macht Angst. Diese Angst ist nicht zu leugnen, sie ist wahrhaftig vorhanden.

> *Wichtig* **Akzeptieren Sie Ihre Angst vor Veränderung**
>
> Nehmen Sie Ihre Angst wahr. Nehmen Sie sie an. Angst gehört zu Krisen und Veränderungsprozessen. Wenn Sie sich gegen diese Angst wehren, wird sie eher stärker.

Vielleicht erkennen Sie sich in der folgenden Geschichte wieder?

Beispiel   **»Ich funktioniere nur noch«**

Frau D. war seit 29 Jahren als Krankenschwester auf einer chirurgischen Station tätig. Sie wirkte sehr erschöpft und unglücklich mit ihrer Arbeit auf der Station, mit den Kollegen und den Arbeitsabläufen. Doch es fehlte ihr der Mut, etwas zu verändern. Frau D. lebte seit ihrer Scheidung allein, fürchtete, ihre Arbeit nicht mehr bis zum Rentenalter machen zu können. »Über ein bloßes Funktionieren komme ich nicht mehr hinaus«, sagte sie bei der Vorstellungsrunde am Morgen zu uns.

Doch nachdem wir im Seminar Stärken und individuelle Ressourcen eines jeden Teilnehmers herausgearbeitet, Glaubenssätze und Muster beleuchtet und verschiedene Übungen gemacht hatten, wirkte Frau D. verändert. Sie war sehr erstaunt, was sie alles an Stärken und Ressourcen aufwies und hatte bereits in ihrem neuen Zeitmanagementplan Veränderungen eingebaut. Am Nachmittag desselben Tages war sie lebhafter, bewegte sich energischer und brachte sich immer öfter in die Gruppenarbeit mit ein. Am Ende des Seminars sagte ich zu den Teilnehmern: »Wir sind lieber jeden Tag in verschiedenen Situationen unglücklich, da sind wir sicher unglücklich, anstatt uns zu trauen, eine ausweglose Situation zu verlassen, um glücklich zu werden. Wir wissen nicht, wo der Weg hingeht! Die eine Tür öffnet sich und die andere schließt sich.«

Einige Monate später war ich in einer Einrichtung mit dem Pflegedienstleiter verabredet. Als ich gerade durch die Tür gehen wollte, flog mir eine Person um den Hals und sagte: »Wissen Sie noch, das Seminar in Essen?« Vor mir stand Frau D. und sprudelte los: *»Nach dem Seminar saß ich im Auto und hatte immer Ihren Satz im Ohr: »Wir sind lieber jeden Tag unglücklich ...« Zu Hause nahm ich mein Stärken- und Schwächenprofil in die Hand und wusste auf einmal, dass ich schon viel zu lange unglücklich war. Gleichzeitig spürte ich neue Kraft in mir. Ich hatte zum ersten Mal seit Langem das Gefühl, nicht zum alten Eisen zu gehören. Und ich wusste: Ich musste etwas ändern. Jetzt sofort. Danach habe ich meine Kündigung geschrieben und sie sofort am nächsten Tag per Einschreiben verschickt.*

Es war ein befreiendes Gefühl! Ich wusste nun, ich bin kompetent, habe viel Berufserfahrung, bringe Werte mit und die Bereitschaft, Neues zu lernen. Es war ein tolles Gefühl. Meine Ängste waren weg und ich hatte so viel Selbstvertrauen.

Als ich am nächsten Tag einer Freundin von meiner Kündigung erzählte, war diese fassungslos: »Um Gottes Willen, Marion, in deinem Alter findest du doch keine neue Stelle!« Aber ich ließ mich nicht beirren.

Ich fuhr stattdessen für eine Woche an die Ostsee, was ich immer schon wollte. Die Ruhe, der Strand und das Meer taten mir so gut. Ich hatte auf einmal das Gefühl, zu leben und spürte mich wieder. In dieser Woche entwarf ich meinen Plan.

Ich wollte zum Arbeitsamt und mich beraten lassen. Fast 30 Jahre auf einer chirurgischen Station reichten. Es gab so viele andere Bereiche, die mich interessierten. In den Jahren war ich so eingefahren und hatte überhaupt nicht gesehen, dass es in der Gesundheitsbranche auch andere Möglichkeiten gibt.

Zuhause schlug ich die Tageszeitung auf und sah die Anzeige eines ambulanten Beatmungszentrums. Es war eine sehr wertschätzende Annonce, die den Fokus auf ältere Mitarbeiter legte. Kurzerhand schrieb ich meine Bewerbung. Eine Woche später war das Vorstellungsgespräch und ich wurde genommen – mit 56 Jahren! Das hat mich so stolz gemacht. Ich konnte mein Glück kaum fassen!

Ich bin jetzt die älteste Mitarbeiterin und lerne viel von der jüngeren Generation, bekomme aber auch viel Respekt und Wertschätzung von meinen jungen Kollegen. Obwohl ich noch nicht so lange im Unternehmen bin, werde ich oft in fachlichen Belangen gefragt.

Ich bin sehr froh, dass ich diesen Weg gegangen bin. Meine Rückenschmerzen, meine Verspannungen im Nacken und auch meine Schlafstörungen sind verschwunden. Ich freue mich jetzt jeden Tag auf meine Kollegen und auf die Patienten. Und besonders das habe ich mir gemerkt: »Ich bin der wichtigste Mensch, und nur wenn ich mit mir körperlich und seelisch im Einklang bin, kann ich auch gut mit anderen Menschen arbeiten. Ich habe viele Jahre nur funktioniert und nicht mehr meine eigenen Wünsche und Bedürfnisse wahrgenommen und den Fokus immer auf andere Menschen gelegt.

Nun gönne ich mir einmal im Monat eine Massage, gehe wieder mit Freundinnen ins Kino (was ich jahrelang nicht mehr gemacht habe), werte mich nicht ab und habe gelernt, auch mal Nein zu sagen und nicht einzuspringen und keiner ist böse auf mich. Ich habe ein ganz anderes Lebensgefühl und das habe ich nur Ihnen zu verdanken.«

Was hat sich bei Frau D. verändert, was hat sie resilienter werden lassen? Mit den Impulsen durch das Seminar hat sie gleich auf mehreren Ebenen etwas geändert:

- ihre innere Haltung (»ich funktioniere nur noch«),
- ihre Einstellung (»bis zur Rente halte ich doch nie durch«) und
- ihre Überzeugungen (»in meinem Alter bekomme ich keinen anderen Job!«)

hat sie überdacht und für falsch befunden. Sie hat akzeptiert, dass es Zeit für eine Veränderung ist und gekündigt. Dann hat sie den Fokus auf ihre Stärken gelegt:

- »Ich bringe viel Berufserfahrung mit, bin belastbar.«
- »Ich kann gut zuhören, mich auf andere Menschen einlassen.«
- »Ich bin flexibel, es gibt noch so vieles, was mich interessiert.«

Fazit	Die Frage, ob wir resilient sind, ...

also eine Lebendigkeit in uns spüren, eine Beweglichkeit, hängt davon ab, ob wir unseren Fähigkeiten vertrauen.

Wer eine Krise erfolgreich übersteht, kann stolz auf sich sein. Er hat seine Ängste akzeptiert, sich aber nicht von ihnen behindern lassen. Er ist an eine Grenze gestoßen und hat sie überschritten. Glaubenssätze wurden in Frage gestellt und aufgegeben, weil sie heute nicht mehr zutreffen. Das Gefühl nach der Krise ist Stärke. Frau D. hat eine schwierige Lebenssituation überwunden und ist (selbst-)sicherer geworden, hat mehr Selbstvertrauen und weiß jetzt auch, falls noch einmal eine Krisensituation auftaucht, wird sie es schaffen!

1.5   Aus überstandenen Krisen lernen

Wenn Sie eine Krise erfolgreich überstanden haben, können Sie stolz auf sich sein. Vermutlich haben Sie vor der Krise Ängste gehabt, waren geschwächt, haben sich nichts zugetraut, fühlten sich schlecht und fürchteten sich davor, eine Entscheidung zu treffen. Vielleicht sind Sie auch an persönliche Grenzen gestoßen, haben Ihre Glaubenssätze in Frage gestellt, dennoch haben Sie es geschafft! Was haben sie daraus gelernt? **Stärke.** Sie haben eine schwierige Lebenssituation überwunden und sind sicherer geworden, haben mehr Selbstvertrauen und wissen, falls noch einmal eine Krisensituation auftaucht, dass Sie auch diese bewältigen können!

Ich möchte Ihnen jetzt Nina F. vorstellen, die mich sehr beeindruckt hat, weil diese junge Frau es allein geschafft hat. Sie hat sich auf den Weg zu machen, Einzelcoaching gebucht und viel an sich gearbeitet. Heute ist Nina eine junge, glückliche Frau, die es geschafft hat, resilient zu werden.

Beispiel   **»Ich will doch meine Kollegen nicht im Stich lassen!«**

Nina F. war 24 Jahre alt und seit einem Jahr examinierte Gesundheitspflegerin, als sie mich auf Wunsch ihres Vaters aufsuchte.
Ihre Ausbildung zur Gesundheitspflegerin hatte sie in einem kleinen Krankenhaus in einer ländlichen Region absolviert. Sie war eine gute Schülerin und machte ein hervorragendes Examen.
Da sie sich verändern wollte, zog sie mit ihrem Freund in die Stadt und fing an einer großen Klinik an. Das Team auf der Station bestand schon lange, überwiegend aus älteren Mitarbeitern, die Nina gern aufnahmen. Nina hatte den Wunsch, dazuzugehören und startete mit Eifer die neue Stelle an. Gern sprang sie ein und übernahm die Schicht von Kollegen. Nach der Arbeit schlug sie noch ihr bislang unbekannte Begriffe nach und war sehr engagiert. Das Team war begeistert, versuchte aber auch, Nina ein wenig zu bremsen. Doch das blieb wirkungslos.
Ninas Freund war nicht begeistert, dass Nina immer wieder Überstunden machte. Statt mit ihr gemeinsam, ging er nun immer öfter allein zum Fußball. Ninas Freundinnen riefen immer seltener an, denn Nina hatte weder

für den gewohnten Mädel-Abend noch für einen Kinobesuch Zeit. Nina trank literweise Kaffee und fing an zu rauchen. Statt mit ihrem Freund abends gemeinsam zu kochen, lag sie todmüde auf dem Sofa und litt unter Rückenschmerzen. Von ihrem Handballtraining hatte sie sich längst abgemeldet, weil sie es durch das vermehrte Einspringen nicht mehr schaffte. Nina nahm innerhalb von drei Monaten zehn Kilo ab und wurde immer müder.

In einer unserer Sitzungen berichtete Nina: »Wenn ich nach Hause komme, bin ich nur noch müde. Ich liege auf der Couch und schaue Fernsehen. Manchmal fehlt mir sogar die Kraft, um das Programm zu wechseln. Mein Freund meckert, dass wir nicht mehr zusammen kochen. Oftmals schlafe ich vor dem Fernseher ein und werde um 23:00 Uhr von meinem Freund geweckt, weil Schlafenszeit ist. Ich habe Kopfschmerzen, keinen Appetit mehr und in meinem Kopf dreht sich alles. Nachts knirsche ich mit den Zähnen und morgens bin ich total müde. Ich habe oft Herzklopfen und denke immer häufiger, dass ich all das nicht mehr schaffe. Aber ich will doch nicht krank machen und meine Kollegen im Stich lassen.«

Nina F. war damals sehr verzweifelt und dachte, sie müsse immer so weiterleben. Im Coaching legten wir erst einmal die Regeln fest, denn Nina war mehr als bereit für den Veränderungsprozess. Sie akzeptierte auch, dass ein Arzt sie eine Woche krankschrieb. Dann arbeiteten wir an Aspekten, die Nina wichtig waren:

1. Warum springe ich immer ein und sage Ja, wenn ich »Nein« meine?
2. Was bedeutet Selbstliebe?
3. Welche festen Rituale hatte ich / möchte ich haben: Hobbys, Handball, gemeinsames Kochen, Freunde treffen
4. Welche dieser Rituale möchte ich weiter verfolgen?
5. Wie sieht mein neues Zeitmanagement für den beruflichen und privaten Kontext aus?
6. Ich brauche eine Stunde am Tag nur für mich selbst!
7. Ich belohne mich für Dinge, die ich geleistet habe!
8. Ich möchte klar im Handeln sein.

Nina ging auch diese Liste mit der ihr eigenen Energie an und nach dem siebten Coaching-Termin war für sie klar, dass sie in einem kleineren Haus arbeiten möchte – und das setzte sie auch um.

Nina F. arbeitet als stellvertretende Stationsleitung in einem kleinen Hospital. Sie ist nach wie vor ein guter Teamplayer, aber sie kennt jetzt ihre Grenzen und vertritt diese mit Klarheit. In unserem letzten Coachingtermin nach einem halben Jahr sagte sie: »Ich kann nur gut mit anderen Menschen arbeiten, wenn es mir selbst gut geht und dazu gehört, auch »Nein« sagen und meine eigenen Bedürfnisse zu erkennen und umzusetzen.« Für mich war damit mehr als bewiesen, dass Nina ihre Krise bewältigt hat. Sie hat ihre Resilienz entdeckt und umgesetzt.

2 Erkennen Sie Ihre Stressverstärker und legen Sie ihnen das Handwerk

Stellen Sie sich vor, Sie arbeiten auf einer internistischen Station mit 36 Betten und am Wochenende hätten sie frei. Ihre Stationsleitung bittet Sie aber einzuspringen, weil sich zwei Kolleginnen krank gemeldet haben. Was tun Sie? Die meisten von Ihnen werden wohl einspringen, weil

- Sie wissen, was es heißt, wenn jemand plötzlich ausfällt und man allein da steht – man ist doch Teamplayer;
- Sie mit Menschen, mit Patienten, arbeiten, die Unterstützung und Hilfe benötigen. Da sagt doch niemand zum Patienten: »Entschuldigen Sie bitte, wir haben leider einen Personalmangel an diesem Wochenende und deshalb können wir Sie dieses Wochenende leider nicht versorgen«.

Hinter diesen Einstellungen stehen Empfindungen, die jeder von uns hat. Es sind Stressverstärker, die es fast unmöglich machen, unsere Bedürfnisse zu sehen und danach zu handeln. Jeder von uns hat seine eigenen Stressverstärker: z. B. Perfektionismus, die Missachtung eigener Grenzen oder eine Einzelkämpfer-Mentalität. Was das bedeutet, schauen wir uns im Folgenden einmal genauer an.

2.1 Stressverstärker »Perfektionismus«

Perfektionismus heißt, nie alle Fünfe gerade sein lassen zu können, die Dinge immer perfekt zu Ende bringen. Diesen Willen, diesen Stressverstärker erlebe ich oft bei älteren Teilnehmern im Seminar. Sie haben diese Art, ihr Leben zu führen, ihre Handlungen zu absolvieren, in frühester Jugend so gelernt.

Perfektionismus hat seine Glaubenssätze:
- Ich fühle mich nur sicher und gut, wenn im Leben alles perfekt ist.
- Ich fühle mich nur dann gut, wenn ich keine Fehler mache.
- Ich fühle mich nur prima, wenn andere gut über mich denken.
- Ich bekomme nur dann Anerkennung, wenn ich anderen Menschen helfe und ihre Wünsche und Bedürfnisse erfülle.

Perfektionismus ist allerdings immer eine individuelle Wahrnehmung der Dinge, eine individuelle Bewertung von Menschen, Situationen etc. Dahinter stehen immer Ängste, der sehnliche Wunsch, »perfekt« zu sein und die Angst vor der Ablehnung durch andere Menschen.

Menschen mit einem Hang zum Perfektionismus schauen selten auf das, was sie geleistet haben. Sie sehen nur ihre Defizite.

Eine Teilnehmerin erzählte: »Erst wenn mein Zimmer aufgeräumt war, konnte ich zum Spielen nach draußen gehen. Ein Muster, das ich aus meiner Kindheit übernommen habe. Ich verstand lange Jahre nicht, dass meine Kolleginnen mich kritisierten, weil ich nie eine Pause machte, ehe alle Arbeit erledigt war. Ich verstand überhaupt nicht, dass sie es nur gut meinten. Ich stand jahrelang unter Druck und war immer in Alarmbereitschaft. Ich hatte so oft eine innere Unruhe und Angst davor, etwas nicht zu können. Wenn ich etwas nicht schaffte, fühlte ich mich wie ein Versager. Jetzt erst habe ich gelernt, dass alles bei dem Aspekt »Selbstliebe« anfängt.«

2.2 Stressverstärker »Eigene Grenzen missachten«

Wir wollen alles allein machen, obwohl unser Körper uns Grenzen aufzeigt, wie Kopfschmerzen, Rückenprobleme, Herzrasen, Magendruck usw. Unser Körper sendet uns bereits warnende Signale, doch wir ignorieren sie.

Das heißt, unser Körper signalisiert uns über körperliche Symptome, dass wir eine Grenze erreicht haben. Warum ignorieren wir das? Alle Menschen entwickeln in jungen Jahren ein bestimmtes Bild von sich selbst und eine

Vorstellung von der Welt, in der sie leben. Wir haben Ziele, die wir im Laufe des Lebens verfolgen. Dabei verknüpfen wir jedoch Ereignisse aus unserem Leben oder aus unserer Kindheit mit bestimmten Vorstellungen.

Beispiel   ▶   **»Ich kenne nur Arbeit«**

Eine Teilnehmerin in meinem Seminar Empowerment war Frau J. Als Älteste von acht Geschwistern lebte sie in einem Haushalt, in dem die Mutter und die Großmutter ein großes Vorbild für sie waren. Frau J. erzählte: »Wir haben ländlich gewohnt und ich kenne alle meine Familienmitglieder immer nur arbeitend. Wenn ich meiner Mutter als Kind einmal helfen wollte, hat sie meine Hilfe abgelehnt und Dinge allein umgesetzt. Dabei ging es meiner Mutter oft sehr schlecht. Sie hatte starke Rückenschmerzen, Verspannungen, Herzrasen und vieles mehr. Es hat mir oft leidgetan, meine Mutter so erschöpft zu sehen. Wenn ich mein heutiges Leben betrachte, bin ich erschrocken, denn ich bin genauso. Oft erkenne ich meine Grenzen nicht, obwohl mein Körper mir genügend Signale sendet.«

Während Frau J . ihre Geschichte erzählt, wird sie sehr nachdenklich und erkennt, dass sie die gleichen Muster entwickelt hat wie ihre Mutter. Das ist schon einmal ein guter Anfang. Das ist Selbstreflektion und die Erkenntnis: »Ich will nicht so weitermachen!«

- Frau J. absolvierte den Stresstest und war sehr erstaunt, dass sie 13 Punkte und sehr viele körperliche Signale aufwies. Das hat sie wachgerüttelt.
- Frau J. hatte mit ihrer Mutter und ihrer Großmutter positive Vorbilder, aber beide Frauen achteten nicht auf ihre eigenen Grenzen. Gemeinsam mit Frau J. suchten wir im Seminar nach Menschen in ihrem Umfeld, die auch viel leisten, aber auch auf sich achten und sich selbst genug lieben. Frau J. brauchte dringend ein neues Vorbild.

Tipp

Wir brauchen positive Vorbilder! Resiliente Vorbilder zeigen uns, wie wir etwas verändern können. Sie ändern so unsere Sichtweisen auf Dinge, geben uns Ideen und neue Lösungsansätze.

- Wir fanden tatsächlich zwei neue Vorbilder: eine Kollegin und eine Freundin von Frau J. Beide Frauen arbeiten zwar auch viel, beachten aber ihre Grenzen. Dass beide Frauen von vielen anderen sehr geachtet werden, machte sie für Frau J. zu erstrebenswerten Vorbildern.
- Menschen, die uns gut tun, geben uns emotionalen Halt und Festigkeit in unserem Alltag, sie sind Ansprechpartner bei Sorgen und helfen uns bei der Reflexion in Krisenzeiten. Sie helfen uns, resilient zu werden. Diese Unterstützung durch eine feste Bezugsperson war auch für Frau J. wichtig und sie fand sie in ihrem Mann.
- Als festes Ritual führte Frau J. ein, morgens in Ruhe eine Tasse Kaffee zu trinken und diese auch wirklich mit allen Sinnen zu genießen.
- Sie verzichtete auf ihre geliebten Zigaretten und macht stattdessen Atemübungen.
- Frau J. unterzog ihr Zeitmanagement für den beruflichen und privaten Kontext einer strengen Prüfung und lernte, Dinge abzugeben, ohne ein schlechtes Gewissen zu haben.
- Eine Stunde am Tag gehört nun nur Frau J.
- Sie belohnt sich, wenn sie etwas Besonders geschafft hat.
- Sie bemüht sich um Klarheit im Handeln.

Frau J. hat gelernt, die Muster ihrer Kindheit loszulassen und ihr Leben neu zu gestalten. Dabei können Vorbilder helfen, die unterstützend wirken oder auch die Überprüfung alter Rituale. Frau J. hat für sich erkannt, was Selbstliebe bedeutet und Zeiten für sich eingebaut, sich zu belohnen und den eigenen Selbstwert zu erkennen.

2.3 Stressverstärker »Einzelkämpfer-Mentalität«

Einzelkämpfer verfügen nicht über die Fähigkeit, andere Kollegen mit ins Boot zu holen. Sie glauben schlicht und einfach, dass niemand die Arbeit so gut erledigt wie sie selbst. Vielleicht haben sie mit anderen Kollegen schlechte Erfahrungen gemacht und kein Vertrauen in andere Menschen. Vielleicht glauben sie aber auch, dass sie einfach die Besten in allem sind. Die Einzelkämpfer Mentalität kann viele Ursachen haben.

Beispiel »Ich mache lieber alles selbst«

Frau U. arbeitet als Pflegehelferin in einem Seniorenheim und übt ihren Beruf wirklich gern aus. »Mein größtes Bestreben ist es, dass alle gut versorgt sind. Wenn meine Kollegen mich fragen, springe ich gern ein und bin auch den einen oder anderen Tag nachmittags in der Einrichtung, um für die Bewohner einkaufen zu gehen. Das ist nicht immer einfach, da ich noch drei Kinder habe, die mich auch brauchen. Wenn aber meine Kollegin fragt, ob sie mir helfen kann, verneine ich immer und unterstütze die Bewohner lieber selbst.«

Den Grund für diese Verhaltensweise kennt Frau U. auch. Zum einen ist da die Anerkennung. »Die Bewohner sind immer so dankbar und freuen sich, wenn ich da bin.« Und zum anderen eine scheinbar negative Erfahrung, die sie in einer anderen Einrichtung gemacht zu haben glaubt. »Da habe ich einige Tätigkeiten an eine Kollegin abgegeben, aber es ist mir sehr schwer gefallen und ich hatte den Eindruck, die Bewohner waren auch nicht so zufrieden. Darum mache ich lieber alles selbst, dann weiß ich, dass es ordentlich gemacht wurde. Auch wenn ich schon manchmal sehr erschöpft bin und meine Kinder schimpfen, wenn ich nachmittags noch einmal ins Seniorenhaus gehe.«

Frau U. hat schlechte Erfahrungen gemacht und wurde enttäuscht. Im ersten Schritt ging es nun darum, ob Frau U. überhaupt bereit war, etwas zu verändern. Denn Veränderung beginnt im Kopf. Veränderung benötigt Klarheit und die Ehrlichkeit, sich einmal zu hinterfragen.

2.3.1 Übung

Tab. 1: Wie hoch ist Ihr Stresslevel?

Kreuzen Sie bitte jeweils »Ja« oder »Nein« an	Ja	Nein
Sind Sie erschöpft und fühlen sich ausgelaugt?		
Helfen Sie oft ungefragt?		
Geben Sie oft mehr, als Sie bekommen?		
Lehnen Sie Unterstützung durch andere ab?		
Haben Sie manchmal das Gefühl, Sie schaffen das alles nicht mehr?		
Nehmen Sie manchmal Medikamente, um abends einzuschlafen oder Medikamente, um morgens fitter zu werden?		
Hat sich Ihr Kaffeekonsum erhöht?		
Kennen Sie die Bedürfnisse von anderen Menschen besser als Ihre eigenen?		
Spüren Sie noch, was Ihnen Freude macht?		

Wenn Sie mehr als dreimal mit Ja geantwortet haben, sind Sie auf jeden Fall gefährdet, in die Stressspirale zu treten. Sagen Sie Stopp und verlassen Sie diesen Weg! Tun Sie jetzt sofort etwas für Ihre Resilienz. Als erstes geben Sie sich ein Motto, z. B.:

• Mein neues Leben ...
• Ab heute bin ich wichtig.
• Jetzt geht es um mich.
• Das ist meine neue Chance.

Sie können ab sofort etwas verändern. Als kleine Hilfe gebe ich Ihnen im Folgenden einige Sätze. Suchen Sie jenen aus, der Ihnen am meisten zusagt und machen Sie ihn zu Ihrem dauerhaften Begleiter. Wenn Sie morgens aufstehen, sagen Sie Ihren Satz fünf Mal laut auf, atmen Sie dabei tief ein und langsam wieder aus, z. B.:

- Ich darf Nein sagen.
- Ich darf mich abgrenzen.
- Ich liebe mich selbst und bin wertvoll.
- Ich darf meine Bedürfnisse äußern.
- Ich darf meine Gefühle zeigen.
- Ich darf mich frei entscheiden.
- Ich darf auch Fehler machen.
- Ich bin liebenswert, so wie ich bin.
- Ich darf mich neu entscheiden.
- Ich darf eigene (neue) Erfahrungen machen.

> **Fazit**   **Diese Übung regelmäßig umzusetzen hilft, ...**
>
> ein neues Bewusstsein zu schaffen, indem Ihnen während dieser Übung klar wird, dass Sie alte Glaubenssätze über Bord werfen dürfen und durch neue Botschaften ersetzen können.

Viele meiner Teilnehmer haben mir Wochen später geschrieben, dass Ihnen diese Übung sehr geholfen hat, mehr Selbstliebe zu erlangen, die wiederum hilfreich dabei ist, resilient zu werden und zufriedener zu werden.

2.4 Stressverstärker »Feste Vorstellungen«

Für manche Menschen ist es eine Katastrophe, dass die Welt nicht so ist, wie sie nach ihren Vorstellungen sein sollte. Sie haben eine feste Vorstellung davon, wie der Praxisalltag auszusehen hat und akzeptieren keinerlei Veränderungen. Das ist ein Stressverstärker, den ich selbst gut kenne und der mir oft das Leben schwer gemacht hat. In meiner Zeit als Krankenschwester auf einer internistischen Station hatte ich oft viel zu tun und meine Vorstellung von morgendlicher Pflege sah so aus: Alle Patienten waren fertig, das Patientenzimmer ordentlich aufgeräumt, der Mülleimer geleert, die Wäsche im Wäschebeutel und aus dem Zimmer entfernt, auf jedem Nachttisch stand eine Flasche frisches Wasser. Das war meine Vorstellung von »Pflege«. Kam es anders, konnte ich das nur schwer aushalten.

2

Wir sind oft gefangen in unseren Vorstellungen, wie etwas zu sein hat und wie etwas umgesetzt werden muss. Ich hatte damals als Krankenpflege-schülerin Krankenschwestern zum Vorbild, die ich toll fand, ihre Einstel-lungen und deren Umsetzung in der Pflege waren mir Ansporn und Tadel zugleich. Erst im späteren Alter, mit mehr Berufserfahrung, habe ich diese Vorstellungen hinterfragt. Wichtig finde ich bis heute, sich einmal zu fra-gen: »Was habe ich für ein Pflegeverständnis?« – »Wie möchte ich gepflegt werden, wenn ich im Krankenhaus, oder in einem Seniorenheim liegen müsste?« So ist mein Pflegeverständnis bis heute: » Ich möchte Menschen so pflegen, wie ich gepflegt werden möchte, wenn ich in einem Krankenbett liegen würde!« Das bedeutet, sich seines Pflegeverständnisses bewusst zu werden, daraus resultiert eine Pflegehaltung und ich werde selbstsicherer in bestimmten Situationen im Stationsalltag ... Es kommt ja gar nicht da-rauf an, dass der Mülleimer geleert ist, sondern darauf, ob jemand mit mir spricht, nach meinem Wohlergehen fragt, sich nach Schmerzen erkundigt. Was nutzt die Wasserflasche auf dem Nachttisch, wenn ich nicht einmal als Mensch wahrgenommen werde?

2.5 Stressverstärker »Das brave Kind«

Das »brave Kind« macht es allen recht. Gerade die Generation der Baby-boomer ist damit aufgewachsen, möglichst unsichtbar, leise, lernbegierig und leistungsstark zu sein. Die Eltern verlangten es, die Umwelt erwartete es und heute ist so mancher Babyboomer entsetzt, wenn jüngere Kollegen da vollkommen anderer Meinung sind.

Frau M. sagte in einem Seminar (unter dem beifälligen Nicken fast aller äl-teren Kursteilnehmer): »In meiner Kindheit hatten meine Eltern viele Er-wartungen an mich und das habe ich heute auch an junge Kollegen. Wenn diese Erwartungen nicht erfüllt werden, bin ich sehr ungnädig.«

Natürlich haben die Babyboomer eine hohe Leistungsbereitschaft und sind erschrocken, wenn sie sehen, dass jüngere Kollegen keineswegs den glei-chen Einsatz zeigen – und dennoch gut zurechtkommen und sogar beför-dert werden. Klammheimlich stellt sich vielleicht manche die Frage, ob er nicht viel zu viel investiert hat. Wäre es nicht auch mit weniger Engagement gegangen? Die Antwort darauf ist: Möglicherweise. Aber als die Babyboomer jung waren, konkurrierten sie um alles: Schule, Ausbildung, Arbeitsstellen. Immer waren sie zu viele und immer mussten sie sich gegen andere durchsetzen. Das hätten sie ohne ihre Leistungsbereitschaft nicht geschafft. Heute ist es anders: Viele Einrichtungen buhlen um Arbeitskräfte und die jungen Menschen wissen das und verhalten sich entsprechend. Was früher richtig war, ist heute zwar nicht falsch, aber durchaus zu hinterfragen.

Die Generation Y (Y wird im englischen wie why gesprochen = »warum«) bspw. ist sehr gut ausgebildet. Hierarchien akzeptieren die Angehörigen dieser Generation eher nicht. Sie hinterfragen lieber erst mal, was ihnen da vorgesetzt wird (why?). Anstelle von Status und Prestige rücken die Freude an der Arbeit sowie die Sinnsuche ins Zentrum. Mehr Freiräume, die Möglichkeit zur Selbstverwirklichung sowie mehr Zeit für Familie und Freizeit sind zentrale Forderungen der Generation Y: Sie will nicht mehr alles dem Beruf unterordnen, sondern fordert eine Balance zwischen Beruf und Freizeit. Nicht erst nach der Arbeit beginnt für die Generation Y der Spaß. Sie möchte schon während der Arbeit glücklich sein – durch einen Job, der einen Sinn bietet.

Diese Generation verkörpert einen Wertewandel, der auf gesellschaftlicher Ebene bereits stattfindet, den die jungen Beschäftigten nun auch in die Berufswelt tragen. Die Y-Generation ist sehr selbstbewusst und offen. Sie geht selbstbewusster mit Krisen um und hat gelernt, das Beste aus einer Situation zu machen. Diese Generation kann unglaublich gut improvisieren. Das Leben der Ypsiloner verliert die Gradlinigkeit, die noch für ihre Eltern typisch waren. Es ist eher eine Generation, die das Leben genießt und sich sehr gut abgrenzen kann. Freizeit hat eine hohe Bedeutung für diese Generation. Kontakte sind wichtig, Internet ist per Smartphone immer dabei. Freizeit und ein guter Bildungsabschluss sind der Schlüssel zu einem selbstbestimmten Leben.

> **Wichtig**   Denken Sie doch mal über einen Wertewandel nach!
>
> So sehr wir Babyboomer über die Haltung der jüngeren Generation staunen. Wir sollten uns auch einmal fragen: Ist diese Haltung wirklich so verkehrt?

Die 52-jährige Frau R. berichtete uns im Seminar von einer neuen Mitarbeiterin, die einen älteren Herrn versorgte. »Als ich noch einmal ins Zimmer des Bewohners ging, stand der Mülleimer unausgeleert im Zimmer, der Wäschewagen war nicht weggeräumt und ein frisches Glas hatte der Bewohner auch nicht. Ich habe mich so geärgert und alles schnell selbst aufgeräumt. Und meine Kollegin ... geht ganz entspannt zum Frühstück! Sagen Sie mal«, jetzt wandte sie sich an uns: »Finden Sie das noch normal?«

Ich fragte Frau R., warum sie ärgerlich war und sie antwortete: »So etwas hätte es früher bei uns nicht gegeben! Erst die Arbeit und dann das Vergnügen!«

Nun mussten die anderen Teilnehmer und auch Frau R. lachen. »Ja, ja«, sagte Frau R. schließlich, »diese alten Glaubenssätze! Eigentlich ärgere ich mich, weil ich nichts gesagt habe, sondern wutschnaubend hinter ihr hergeräumt habe.«

Als ich Frau R. fragte, was sie denn stattdessen gern getan hätte, sagte sie: »Ich würde auch gern mal wieder frühstücken gehen, das mache ich schon lange nicht mehr, weil ich sonst die Arbeit nicht schaffe.« Die anderen Teilnehmer nickten.

Das ist ein Phänomen, das ich aus allen Seminaren kenne. Die Jüngeren gehen einfach, die Älteren arbeiten zu Ende. Doch nun meldete sich eine junge Teilnehmerin zu Wort: »Ja, aber der Bewohner ist doch versorgt und man muss doch nicht alles sofort wegräumen. Manchmal ist der Wunsch nach einer Pause oder dem Frühstück so groß, dass ich erst diesem Bedürfnis nachgebe.« Sie blickte in die Runde und fuhr fort: »Und warum sprechen

Sie denn nicht mit der Kollegin?«, fragte sie Frau R. »Wenn Sie nichts sagen, kann sie es ja auch nicht wissen. Uns ist aber wichtig, dass wir auch zum Frühstück kommen und einmal durchatmen können.« Frau R. wirkte nachdenklich und hatte darauf zunächst keine Antwort. Also dachten wir gemeinsam über folgende Fragen nach:

1. Was würde passieren, wenn Frau R. die Arbeit unterbrechen und für 30 Minuten zum Frühstücken gehen würde?
2. Wie würde Frau R. sich fühlen, wenn sie regelmäßig Pausen machen würde?
3. Was würde passieren, wenn Frau R. ein offenes und wertschätzendes Gespräch mit der Kollegin führen würde?
4. Was würde passieren, wenn Frau R. nicht hinter der Kollegin herräumen würde?
5. Wäre es hilfreich, mit dem ganzen Team einmal über die Pausenregelung auf dem Wohnbereich zu sprechen?

Frau R. bearbeitete diese Fragen im Seminar gemeinsam mit den anderen Teilnehmern und stellte Folgendes fest: Um all diese Dinge umzusetzen, benötigte sie die Unterstützung und gemeinsam mit der Gruppe fand sie die Antworten:

- **Klärende Gespräche** über Pausenzeiten führen
- **Klarheit** in der Kommunikation mit den Kollegen
- **Selbstachtung:** »Ich habe es verdient, eine Pause zu machen.«
- **Akzeptanz:** Wenn Dinge nicht sofort umgesetzt werden können, immer wieder ansprechen.
- **Raus aus der Opferhaltung:** »Wenn andere die Pause nicht einhalten, ist das für mich nicht vorbildhaft. Ich bin für mich selbst verantwortlich!«
- **Andere mit ins Boot holen:** Frau R. würde sich mit Kollegen von einer anderen Station verabreden, wenn sie nicht allein zum Frühstück gehen will.

Frau R. verließ mit diesem Bündel an Maßnahmen das Seminar und schickte mir zwei Wochen später eine E-Mail:

»Liebe Frau Koslowski,

vielen Dank für den Seminartag. Sie haben mich an diesem Tag sehr nachdenk-lich gestimmt und ich muss sagen, erst war ich auch richtig sauer auf Sie und auf die junge Generation. Ich habe gedacht: »Die hat gut reden, die ist ja auch nicht mehr in der Pflege. Weiß die überhaupt, was da abgeht? Die Jüngeren denken immer nur an sich!« Aber es hat mich weiter beschäftigt und ich habe die Fragen, die ich im Seminar in der Gruppe beantwortet habe, noch einmal für mich in aller Ruhe beantwortet:

1. *Es würde nichts passieren, wenn ich zur Pause gehe. Die Arbeit wird dann eben später gemacht. Ich habe mich selber unter Druck gesetzt, weil ich im beruflichen Alltag vielleicht einen Tunnelblick habe.*
2. *Ich habe mir vorgestellt, wie ich die Pause verbringen würde: mit einem Bröt-chen und einer Tasse Kaffee im Garten des Seniorenhauses sitzen und die Sonne genießen. Es war ein schönes Gefühl und ich merkte nur bei dem Ge-danken daran, dass ich viel ruhiger wurde.*
3. *Vor einem Gespräch mit meiner Kollegin steht meine Angst, dass sie mich vielleicht anmeckern würde. Ich habe mich zu Hause hingesetzt und Fragen aufgeschrieben, wie ich das Gespräch beginnen könnte und habe es vor drei Tagen mit ihr geführt. Sie war keineswegs böse und wir haben viel klären können. Dabei hat sie mir noch gesagt, dass sie es immer sehr bewunderns-wert findet, dass ich das alles so schaffe. So habe ich mich noch nie gesehen. Und wir wollen zukünftig gegenseitig darauf achten, dass wir die Pausen ein-halten und uns unterstützen – und Kritik darf auch geäußert werden.*
4. *Wenn ich nicht mehr hinter meiner Kollegin herräumen würde, gäbe es si-cherlich einmal Ärger mit den Bewohnern oder den Angehörigen oder unserer Leitung und meine Kollegin würde ermahnt und würde daraus lernen.*
5. *Es wäre sehr hilfreich, mit dem Team und mit unserer Leitung einmal über die Pausenzeiten nachzudenken. Mir ist aufgefallen, dass wir zwar häufig Fall-besprechungen machen, aber wir sprechen kaum einmal darüber, wie es dem Team geht. Das ist ein Punkt, den ich auf jeden Fall ansprechen werde.*

Ich habe eines gelernt in Ihrem Seminar: »Wenn ich nicht selbst auf mich achte, tut es kein anderer und ich habe es mir verdient. Ich achte jetzt wieder mehr auf meine Bedürfnisse.«

2.6   Stressverstärker Hilflosigkeit und Hoffnungslosigkeit

Viele Teilnehmer in meinen Seminaren beschreiben, dass sie sich hilflos fühlen in diesem System. Sie haben den Glauben daran verloren, dass sich die angespannte Situation in einem Krankenhaus oder in einem Seniorenheim verändern könnte. Sie spüren eine große Hoffnungslosigkeit und sind resigniert. So werden dringend notwendige Gespräche nicht geführt, weil doch scheinbar alles so hoffnungslos ist.

Aber wir haben immer zwei Möglichkeiten:
1. Wir tun nichts.
2. Wir verändern unser Verhalten und tun etwas.

Es ist ein typisches Verhalten, sich einer Sache nicht zu stellen und Dinge nicht zu klären. In meinem Studium sagte einmal ein Dozent: »Wenn wir ein Auto kaufen, gehen wir nicht sofort in ein Autohaus und kaufen einen Wagen. Wir benötigen ein Beratungsgespräch, vergleichen Preise, Modelle, Hubräume, Sitze – uns interessieren der Benzinverbrauch und vieles mehr. Wir würden nicht sofort losstürmen und einen Wagen kaufen. Haben wir aber ein zwischenmenschliches Problem mit anderen Menschen, setzen wir uns nicht zu Hause hin und nehmen uns einen Zettel und fragen uns:
- Wie war die Situation? (Gab es Stress auf der Station?)
- Wie waren die Umstände? (Hatte die Kollegin selbst viel zu tun?)
- Warum handelt die Kollegin so, wie sie es tut? (Gibt es Probleme im Privatleben der Kollegin?)
- Was sind meine Anteile? (Habe ich meine Bitte klar formuliert?)
- Warum spreche ich nicht mit der Kollegin? (Habe ich Angst vor ihrer Reaktion?)

> **Fazit**   **Sie haben die Wahl!**
>
> Gehen Sie in die Resignation und Hoffnungslosigkeit, oder verändern Sie Ihr Verhalten, auch wenn es etwas Mut kostet? Die Entscheidung liegt bei Ihnen!

2.7   Stress als Ablenkung

In der heutigen Zeit gibt es viele Menschen, die ihre Arbeit in der Klinik oder im Altenheim mit viel Herzblut verrichten, auch wenn die Bedingungen nicht einfach sind. Der Kontakt mit den Patients, den Bewohnern und Kollegen tut gut und bereichert den Alltag. In meinen Seminaren berichten Pflegekräfte immer wieder davon, dass sie auch nach dem Dienst oft noch einmal zu ihrem Arbeitsplatz zurückkehren. Sie unterstützen ihre Kollegen oder besuchen die Bewohner. Das ist sicherlich sehr ehrenwert. Wenn ich aber frage: »Was tun Sie denn für sich? Haben Sie ein Hobby? Was sind eigentlich Ihre Bedürfnisse?«, werden die Seminarteilnehmer oft sehr still und es kommen Antworten wie »Ich habe ja keine Familie mehr.« »Ich lebe allein.« »Ich habe keine Hobbys.«

Auch der 24-jährige Marvin sagte auf die Frage danach, was er für sich tun würde, dass er noch keine neuen Freunde gefunden hätte. »Ich wohne erst seit ein paar Monaten hier in der Stadt. Meine Eltern und Geschwister wohnen weit weg und Freunde habe ich noch keine gefunden. Ich mach das doch gerne, noch einmal nachmittags in die Einrichtung gehen und für die Bewohner da zu sein.«

Im Seminar erhielt Marvin die Aufgabe, eine Liste seiner Wünsche und Bedürfnisse aufzustellen. Zudem gab ich ihm den Rat, sich die richtige Haltung zuzulegen: Sicherlich ist es schwierig, in einer neuen Stadt Freunde zu finden, aber es ist entscheidend, wie ich damit umgehe. Sehe ich eher die positiven Aspekte, oder lege ich den Fokus auf die negativen Aspekte? Lege ich die Hände in den Schoß, oder bin ich bereit, loszulegen, um etwas Neues auszuprobieren? Ein wichtiger Punkt ist, dass ich fest daran glaube, etwas ändern zu können.

Außerdem sprachen wir über Marvins Gefühle. Er war in einer schwierigen Lebenssituation. Da erste Mal in einer fremden Stadt, allein und fern von seinem gewohnten Umfeld. Das macht traurig und diese Trauer darf auch gefühlt werden. Wenn wir trauern, gehen wir vielleicht durch ein Tränental, doch oft gehen wir gestärkt daraus hervor. Ein Freund von mir, der viele Schicksalsschläge erlitten hat, sagte einmal: »Erst wenn du den ganz tiefen

Schmerz gespürt und angenommen hast, hast du die Kraft, dich wieder auf die schönen Dinge zu konzentrieren und sie wahrzunehmen.«

Marvin setzte sich neue Ziele: Er beschloss, sich in einem Schwimmkurs anzumelden (und hat gleich in der Mittagspause danach im Internet gesucht), der sowohl morgens als auch abends angeboten wurde (das passte wunderbar zu seinem Schichtdienst).

Eine junge Kollegin von Marvin, die auch im Seminar war, hatte betroffen registriert, wie allein Marvin war. Er hatte es im Dienst nie erzählt. Sie erklärte sich sofort bereit, Marvin zu unterstützen.

Marvin erarbeitete einen Stufenplan, vom Ist- zum Soll-Zustand. Wobei der heutige Tag der Ist- und ein Tag in drei Monaten der Soll-Zustand ist. Am Ende des Seminars war Marvin viel optimistischer und sehr berührt, dass er im Seminar Unterstützung erfahren hat.

Tipp
Mit einem Stufenplan erreichen Sie Ihre Ziele leichter!
Ein Stufenplan, der schriftlich fixiert wird, hilft Ihnen dabei, Ihre Ziele zu erreichen. Indem Sie etwas verschriftlichen, sehen Sie es schwarz auf weiß und verinnerlichen es viel eher. Einen Stufenplan mit Teilzielen und einem Endziel können Sie an einem gut sichtbaren Ort aufhängen und werden so immer wieder daran erinnert.

3 Warum Sie selbst so wichtig sind

3.1 »Selbstliebe« ist nicht nur ein Wort

Mit Selbstliebe, auch Eigenliebe genannt, ist die uneingeschränkte Liebe zu sich selbst gemeint. Der Psychoanalytiker Erich Fromm sah die Selbstliebe als Grundlage dafür an, überhaupt andere Menschen lieben zu können: »Liebe zu meinem Selbst ist untrennbar mit der Liebe zu allen anderen Wesen verbunden.«[1]

Selbstliebe ist eine wichtige Voraussetzung für eine gute Verbindung zur Welt und zu anderen Menschen. In meinen Seminaren sage ich oft: »Nur wenn ich mich selbst genug liebe und achtsam mit mir umgehe, kann ich auch andere Menschen lieben und achtsam mit Ihnen sein.« Selbstliebe ist also ein wichtiger Aspekt des Selbstwertgefühls, das zum einen unser Selbstbild bestimmt. Es ist zum anderen auch die Basis dafür, dass wir wertschätzend mit anderen Menschen umgehen.

Selbstliebe ist jedoch keinesfalls Narzissmus. Es geht nicht darum, egozentrisch zu handeln und unfähig zu sein, mit anderen Menschen umzugehen. Nochmal Erich Fromm: »Es stimmt zwar, dass selbstsüchtige Menschen unfähig sind, andere zu lieben, aber sie sind auch nicht fähig, sich selbst zu lieben.«[2]

---

[1] Fromm E. (1993): Die Kunst des Liebens. Manesse Verlag, Zürich, S. 83
[2] Ebd., S. 86

> **_Definition_**   **Selbstliebe**
>
> Selbstliebe bedeutet, sich selbst vollkommen anzunehmen, mit allen Stärken und Schwächen.

Leider hat der Begriff »Selbstliebe« immer noch einen negativen Beigeschmack. Woran liegt es, dass wir so viel für andere Menschen tun und uns dabei selbst aus dem Blick verlieren? Die meisten Menschen sehnen sich danach, geliebt zu werden und verwenden viel Zeit damit, um die Zuwendung, Aufmerksamkeit und Anerkennung anderer Menschen zu ringen.

In meinen Seminaren erlebe ich viele Menschen, die ihre eigenen Wünsche und Bedürfnisse vollkommen zurückstellen, um von anderen Menschen geliebt und anerkannt zu werden. Geht es jedoch um Selbstliebe, reagieren sie ängstlich. Auf der einen Seite wünschen sie sich, von anderen geachtet und geliebt zu werden, können aber sich selbst gegenüber dieses Gefühl nicht einmal ansatzweise aufbringen. Eine Teilnehmerin sagte einmal: »Ich kann mich erst selbst lieben, wenn ich meine Schwächen, wie Unpünktlichkeit oder Unnachgiebigkeit, und meine Fehler bearbeitet habe.« Genau das Gegenteil ist aber der Fall.

Tipp
Achten Sie sich als die, die Sie sind: »Ich achte mich so, wie ich bin. Mit all meinen Stärken und Schwächen. Ich akzeptiere mich mit all meinen Anteilen. Ich sorge für einen gesunden Ausgleich in meinem Leben, damit sich mein Körper und meine Seele erholen können. Ich vergleiche mich nicht mit anderen Menschen, sondern nehme mich selbst an und vertraue mir.«

3.2 Selbstachtung macht Sie unabhängiger

Selbstliebe geht Hand in Hand mit Selbstachtung: Wir alle zweifeln gelegentlich oder sogar häufig an uns selbst. Es ist nicht schlimm, dass wir diese Selbstzweifel haben. Wichtig ist aber, wie wir damit umgehen. Bleiben wir im tiefen Loch der nagenden Zweifel an uns selbst? Oder nehmen wir gelegentliche Selbstzweifel einfach hin – als Ausdruck unserer lebendigen Persönlichkeit – mit dem Recht, uns zu irren, einen Fehler zu machen, einen Irrweg einzuschlagen?

3

> **Definition** **Selbstachtung**
>
> »Selbstachtung ist kein fester Charakterzug, sondern ein Mentalzustand, der variieren kann. Das bedeutet: Auch die Stärksten unter uns kennen das Gefühl der Verunsicherung. ... Missachtung und Kritik [können] die Selbstachtung gründlich unterminieren. Wir müssen also lernen, wie wir ein möglichst stabiles Selbstbild aufbauen ...«[*]
>
> [*] Lemper-Pychlau M (2015): Wie Sie Ihre Selbstzweifel loswerden und Ihr Leben genießen. Springer Verlag, Berlin. S. 14

Zu einem starken Selbstbild gehört es, dass ich mich so annehme wie ich bin. Alles, was ich sage, meine ich auch so. Ich bin ehrlich und authentisch. Vielleicht ist manches nicht richtig, aber es ist mein Geist, es sind meine Gedanken und Ideen. Sie haben eine Berechtigung. Genauso wie meine Gefühle. Ob Enttäuschung, Verzweiflung, Wut, Zorn, Hilflosigkeit, Freude oder Liebe. Alles gehört zu mir, meine Ideen, meine Ängste, meine Hoffnungen, meine Krisen, meine Träume. Meine schönen Erlebnisse, aber auch traurige Situationen. An all diesen Dingen bin ich gewachsen und sie haben mich zu dem Menschen gemacht, der ich heute bin. Diesen Anteilen möchte ich freundlich begegnen und sie liebevoll annehmen, denn sie gehören zu mir.

Manchmal bin ich vielleicht verwirrt, weil ich Dinge an mir erlebe, die mir fremd sind. Doch auch das gehört zu mir und es nehme es an. Manchmal brauche ich vielleicht Mut, weil mir bestimmte Anteile nicht so vertraut sind.

Vielleicht finde ich im Nachhinein einige Dinge unpassend und evtl. waren sie auch unangemessen und ich habe es nicht rechtzeitig erkannt. aber ich habe die Möglichkeit, darüber zu reflektieren und mir zu verzeihen. Ich bin in der Lage, mein Leben zu gestalten, kann anderen Menschen nahe und produktiv sein. Ich gehöre mir und so wie ich bin, bin ich in Ordnung.

3.3   Selbstvertrauen ist machbar

Was ist der Unterschied zwischen Selbstachtung und Selbstvertrauen?

Selbstachtung: Ich achte mich genauso wie andere Menschen, mit dem gleichen Respekt, den ich anderen Menschen erweise. Ich gehe mit mir genauso gut um wie mit meinem besten Freund oder meiner Freundin.

Selbstvertrauen: Ich finde mich in Ordnung und glaube an meine Fähigkeiten. »Schenke Dir ein inneres Lächeln«, wie meine Yogalehrerin immer sagt. Ich bin nicht darauf angewiesen, dass mich andere Menschen anerkennen.

Definition ▶ **Selbstvertrauen**

Selbstvertrauen »ist eine geistige Haltung, die sich anderen Menschen durch Stimme, Körpersprache, Auftreten und Verhalten vermittelt. Mangelt es uns an Selbstvertrauen, dann bremsen uns kritische innere Stimmen und Selbstzweifel aus und hindern uns daran, unser volles Potenzial zu entfalten.«[*]

[*] Barnes A (2018): Selbstvertrauen. Kailash Verlag, München. S. 4

Wenn wir lernen, uns selbst zu achten, sind wir nicht mehr so abhängig davon, was andere Menschen von uns denken und ob sie uns mögen. Achten wir uns selbst mit all unseren Anteilen, haben wir weniger Angst davor, die Zuneigung anderer Menschen zu verlieren. Spüren wir, was wir können und sind stolz auf uns, fällt es uns auch leichter, auf andere Menschen zuzugehen. Wir haben weniger Angst vor Ablehnung.

Übung

Werden Sie achtsam sich selbst gegenüber!
Wenn Sie wieder einmal in einer kritischen Situation sind (Die Stations-
leiterin fragt, ob Sie einspringen können), dann sagen Sie innerlich: Stopp!
Halten Sie inne und bitten Sie um Bedenkzeit. Gehen Sie aus der Situation
raus.

3

Nein-Sagen üben
* Überlegen Sie: Was haben Sie bisher geleistet?
* Wie viele Patienten oder Bewohner haben Sie in den letzten zwei Wo-
  chen/einem bestimmten Zeitraum versorgt?
* Welche Dinge haben Sie im Wohnbereich/auf Station heute geleistet?
* Was haben Sie sonst alles geschafft?
* Wie war heute ihr Energiepegel auf einer Skala von 1 bis 10? (10 ist
  super und 1 ist vollkommen erschöpft)
* Was war heute gut zu beenden und was konnten Sie abgeben? Schrei-
  ben Sie alles auf, was Ihnen dazu einfällt. (Beispiel: »Ich habe x Patien-
  ten versorgt. Den Einkauf geregelt, die Kinder gefahren, gebügelt, usw.
  – In diesem Moment wird Ihnen noch einmal vor Augen geführt, was
  Sie alles geleistet haben)

Stellen Sie Ihre eigene Regel auf: Wie oft sind Sie bereit einzuspringen?
Wann sagen Sie ja und wann sagen Sie ganz klar nein, ohne schlechtes
Gewissen?

Tipp
Eine klare Regel, wenn der Dienst wieder mal ruft ...
Als ich noch als Krankenschwester tätig war, habe ich eine klare
Regel aufgestellt: Sie lautet 2:1. Zweimal bin ich bereit einzusprin-
gen. Beim dritten Mal nicht mehr.

Auf die innere Stimme hören

Ihr Bauchgefühl können Sie trainieren, wenn Sie damit beginnen, auf Ihre Wünsche, Bedürfnisse und Gefühle zu achten. Ein ganz wichtiger Aspekt ist es, Ihre eigenen Grenzen wahrzunehmen und diese zu akzeptieren. Pflegekräfte sind in der Regel sehr leistungsorientiert, sehen sich oft selbst als belastbar an und manchmal übertreiben sie es auch mit ihrem Einsatz. Oft spüren Sie sicherlich Ihre Gefühle, neigen aber dazu, sie zu ignorieren. Ihr Körper ist aber ein guter Ratgeber, wenn Sie bereit sind, auf seine Signale zu hören.

Eine Seminarteilnehmerin, Frau S., schrieb mir einmal:

»Liebe Frau Koslowski,

vielen Dank für den tollen Seminartag und die vielen Übungen. Ich habe vieles umgesetzt und sage nun » Nein« in meinem Privatleben und habe neulich auch ohne schlechtes Gewissen das Einspringen am Wochenende verneint.

Früher habe ich immer gedacht: »Was denken denn die Kollegen?« Ich hatte Angst vor ihrer Ablehnung. Aber jetzt spüre ich in mich hinein und mein Körper hat mir klar signalisiert, dass ich das Wochenende benötige, um auszuruhen. Außerdem wollte mich eine Freundin besuchen. Da ich schon zuvor eingesprungen war, habe ich das »Nein« umgesetzt und es war auch keiner böse.

Ich bin sehr stolz auf mich und habe das Gefühl, ich bin auf einem guten Weg. Und nach meinem letzten Dienst habe ich auf dem Weg nach Hause unterwegs angehalten und in einem Café einen Cappuccino getrunken. Das hat sich prima angefühlt. Diese kurze Zeit für mich hat unendlich gut getan. Ich glaube, man kann auch im fortgeschrittenen Alter noch lernen, bestimmte Verhaltensmuster abzulegen.«

3.4 Selbstwertschätzung und emotionale Stabilität

3

Wenn wir uns selbst lieben, benötigen wir diese Zuwendung nicht von anderen, sondern freuen uns daran, wenn diese Anerkennung kommt. Lieben wir uns selbst, sind wir klarer und weniger enttäuscht von anderen. Wir haben seltener Gefühle von Neid, Eifersucht oder gar Angst vor Ablehnung. Wir wissen, was wir können und sind emotional stabiler.

Das ist aber leichter gesagt, als getan! Um uns selbst zu lieben und emotional stabil zu werden, müssen wir lernen, Situationen aufzuarbeiten und unsere Gefühle anzunehmen, ob sie nun positiv oder negativ sind.

 Übung

Fragen Sie sich: Gibt es eine Möglichkeit, eine konkrete Situation anders zu betrachten? Was können Sie an einer bestimmten Situation Positives finden?
Diese Fragen helfen Ihnen weiter:
- Wie geht es mir?
- Wie ist mein Gefühl?
- Wie ist die Situation eigentlich genau?
- Wie geht es dem/den anderen?
- Was ist positiv an dieser Situation?
- Kann ich die Situation ändern?

Betrachten Sie eine konkrete Situation noch einmal und versetzen Sie sich in den anderen Menschen. Dadurch ergeben sich häufig noch einmal andere Sichtweisen und es wird Ihnen leichter fallen, einen Perspektivwechsel hinzubekommen.

3.5   Selbst-Attraktivität

Mit welchen Menschen sind Sie gern zusammen? Mit jenen, die ausgeglichen sind und deren Glas halb voll ist, die eine positive Ausstrahlung haben, oder mit Menschen, die einen sehr negativen Blick aufs Leben haben?

Wenn Sie sich nicht mehr verbiegen und nach der Anerkennung anderer Menschen suchen müssen, sondern sich selbst lieben, haben Sie eine andere Ausstrahlung. So wirken Sie auch auf Ihre Umwelt. Man wird Ihnen mit Respekt begegnen, denn Sie sind klar und eindeutig in Ihrer Haltung.

> **Definition** > **Selbst-Attraktivität**
>
> Selbst-Attraktivität bedeutet: Ich vergleiche mich nicht mit anderen, sondern sehe, was an mir attraktiv ist. Genau das strahle ich auch aus.

Ein Kollege, der mit Übergewicht zu kämpfen hatte, stand viele Jahre lang immer wieder vor dem Spiegel und war wütend und unzufrieden mit sich. Er wusste, woher das Übergewicht kam. »Häufig, wenn ich einen ansprengenden Seminartag hatte, oder mehrere Klienten im Coaching, verspürte ich eine große Leere in mir und habe unterwegs angehalten und gegessen: Döner, Pizza, Eis – und im Anschluss daran fühlte ich mich richtig schlecht.

Ich wusste, so kann es nicht weitergehen. Also habe ich mir morgens, wenn ich vor dem Spiegel stand, all meine positiven Eigenschaften aufgezählt, ganz klar und laut vor dem Spiegel. Dann habe ich einen Ernährungsplan erstellt und angefangen, z. B. mehr Mineralwasser zu trinken. So habe ich in vier Monaten zehn Kilo verloren. Ganz langsam, aber mit dem Blick auf meine positiven Eigenschaften und auf das, was ich an mir mag. Inzwischen habe ich auch mehr Selbstvertrauen.«

Sind wir mit uns zufrieden, werden wir großzügiger mit uns und mit anderen Menschen. Wir sind bereit, anderen Menschen Fehler zu verzeihen und vielleicht die Ticks der anderen etwas besser zu tolerieren.

Lieben wir uns selbst, behandeln wir uns auch gut. Menschen, die man liebt, behandelt man ja auch gut. Lieben Sie Ihren Partner/Ihre Partnerin, Ihre Kinder? Sie würden wahrscheinlich alles für sie tun und das ist auch gut so. Sie wollen das Wohlergehen Ihrer Familie nicht gefährden.

Selbstliebe bedeutet zu überprüfen: »Bin ich gut zu mir, schlafe ich ausreichend, habe ich genügend Bewegung, ernähre ich mich gesund?«

3

In meinen Seminaren erlebe ich sehr oft Menschen, die sehr gut zu anderen sind – im beruflichen Kontext und zu Hause. Allerdings sorgen sie nicht immer gut für sich selbst. So berichten mir die Teilnehmer, dass sie sich gestresst fühlen, Schlafstörungen oder andere Symptome haben. Ganz oft fällt der Satz »Aber ich muss doch ...«

Früher habe ich selbst das Wort **MUSS** oft verwendet. Seit meinem Kuraufenthalt versuche ich dieses Wort aus meinem Vokabular zu streichen. Das können Sie auch!

 ## Übung

Stellen Sie sich vor, Sie haben Ihre Steuererklärung vor sich liegen, die nächste Woche zum Finanzamt muss. Was fühlen Sie?
- Spüren Sie den Zeitdruck?
- Sie haben nur noch das Wochenende!
- Die Zeit rennt!

Und was passiert? Sie schieben das lästige Vorhaben auf, denken aber immer daran.
Wenn Sie sich aber bewusst sagen: »Ich werde am Sonntag von 15:00 bis 17:00 Uhr meine Steuererklärung machen«, haben Sie einen festen Plan und können die restliche Zeit genießen. Versuchen Sie es doch mal!
Bei mir hat diese Übung damals dazu geführt, dass ich das Wort »MUSS« so wenig wie möglich verwende, um mich nicht selbst zu stressen.

3.6 Was ist Stress eigentlich?

Die Stressverstärker haben Sie ja bereits kennengelernt und Sie wissen schon, wie diese Stressverstärker – hinter denen immer auch »Glaubenssätze« stehen – wirken. Doch zuvor kommt der Stress.

> **Definition** ▸ **Stress**
>
> »Stress ist primär die biologische Reaktion (Stressreaktion) eines Organismus auf unterschiedliche Reizerlebnisse und Belastungsfaktoren (Stressoren). Sie löst eine physiologische Kette von nervösen und hormonellen Veränderungen im Körper aus und ermöglicht dabei beschleunigtes Handeln. Die Stressoren wirken über die Sinnesorgane auf das Gehirn.«*
>
> * Hofmann, I. (2010). Stress- und Burnoutprävention in der Pflege. Berlin: Cornelsen Verlag

Bei Stress ist in Ihrem Körper richtig etwas los:

- Adrenalin und Noradrenalin steigern Blutdruck und Puls und setzen kurzfristig Energie frei, indem sie Glukose, Fett und Sauerstoffzufuhr mobilisieren.
- Cortisol aktiviert Energiereserven, unterstützt die Wirkung von Adrenalin und wirkt entzündungshemmend. Bei Dauerstress führt das zu einer erhöhten Infektanfälligkeit durch Immunsuppression.
- Endorphine unterdrücken die Schmerzempfindung, die Körpertemperatur steigt. Im Dauerstress führt das dazu, dass wir den nächsten Kick, die nächste Herausforderung suchen.
- Auf Dauerstress reagiert unser Körper mit Unkonzentriertheit, Unruhe, Vergesslichkeit, Schlafstörungen und Nervosität.

Das bedeutet, die Stressreaktion führt dazu, dass alle Ihre Sinne geschärft werden. Das kann sowohl positive als auch negative Gefühle hervorrufen. Darum unterscheiden wir zwischen **Eustress** (positiver Stress), z. B. nach einer bestandenen Führerscheinprüfung, bei der Vorbereitung einer Feier usw. und **Disstress** (negativer Stress).

4 Stress und Burnout im (Pflege-) Alltag überwinden

4.1 Assoziationen zu Stress

Was verstehen Sie unter »Stress«? Mit welchen Begriffen oder Worten verbinden Sie Stresserfahrungen? Die Liste bei vielen meiner Teilnehmer sieht so aus: »Stress bedeutet für mich:

- Zeitdruck
- Wenn ich Dinge, die anfallen, nicht zu Ende bringen kann
- Wenn ich drei Dinge auf einmal machen soll
- Schellen von Patientenklingeln
- Personalmangel
- Von der einen in die nächste Rolle schlüpfen
- Anforderungen von Angehörigen
- Einkauf
- Stau«

4.2 Stress, der tägliche Begleiter

Viele Teilnehmer kennen die drei Ebenen der Stressreaktion. Aber sehr häufig ist ihnen gar nicht bewusst, was der Stress mit ihnen macht und wie sehr Dauerstress u. a. auch ihr Immunsystem schwächt.

Eine Teilnehmerin beschrieb die Folgen von Stress so: »Seit 15 Jahren arbeite ich nun schon in der Pflege in einem kleinen Krankenhaus und ich war bisher immer gesund. Doch in letzter Zeit werde ich jedes Mal an meinem freien Wochenende krank. Und in meinem letzten Sommerurlaub war ich die ersten Urlaubstage so erkältet, dass ich die Tage gar nicht genießen konnte.«

Stress und seine Folgen äußern sich nicht nur in einem schwächer werdenden Immunsystem. Dauerstress hat noch eine weitere Folge, die es inzwischen fast an die Spitze der Erkrankungen gebracht hat: Burnout.

Tab. 2: Stressreaktionen auf drei Ebenen (Beispiele)

Gefühle und Gedanken	Körperliche Reaktionen	Verhalten
Ärger: »Es ist doch immer unsere Station, die Neuaufnahmen bekommt.«	Der Blutdruck steigt an.	Sie reagieren gereizt.
Frustration: »Na toll, kann ich wieder länger bleiben ...«	Die Atemfrequenz erhöht sich.	Sie arbeiten sehr schnell, verkrampft und hastig.
Angst: »Wenn das so weitergeht, schaffe ich dieses Pensum nicht mehr lange!«	• Die Verdauung lässt nach. • Der Puls erhöht sich. • Die Muskelanspannung nimmt zu. • Das Immunsystem wird geschwächt.	• Sie verfügen über immer weniger Planung, Vorausschau und Übersicht. • Sie sind nicht mehr kreativ. • Sie haben gar keine Pause mehr und essen nebenbei.

4.3   Phänomen Burnout

Psychische Erkrankungen sind mittlerweile die zweitwichtigste Ursache für Arbeitsunfähigkeit in Deutschland. Und besonders Pflegekräfte sind betroffen. Zu wenig Personal, zu viel Arbeit, rigide Arbeitsbedingungen und ein hoher Anspruch an die eigene Arbeit – in der Pflege kommt vieles zusammen. Dieser Gefahr müssen Sie sich bewusst sein.

> **Definition** Burnout
>
> »Burnout ist ein Zustand emotionaler Erschöpfung am Beruf. Er geht einher mit negativen Einstellungen zum Beruf, zu den Inhalten oder den Mitteln des Berufs ... oder zu den Partnern oder Klienten im Beruf (Depersonalisation).«[*]
>
> [*] Scherrmann U (2015): Stress und Burnout in Organisationen. Springer Verlag, Berlin, S. 8

4

Am Anfang des Burnouts steht Dauerstress. Deshalb ist es so wichtig, dass Sie Stresssymptome bei sich erkennen und möglichst reduzieren.

4.3.1 Stresstest

In der folgenden Tabelle (▶ Tab. 3) sehen Sie Aussagen und körperliche Symptome dazu. Schauen Sie sich die Symptome einmal in Ruhe an und überlegen Sie, ob Sie bei sich selbst im letzten halben Jahr Symptome dieser Art festgestellt haben.

Nehmen wir einmal das Beispiel »Viel um die Ohren haben«: Die Symptome können hier Druck auf den Ohren, Ohrgeräusche, etc. sein. Wenn Sie diese Symptome bei sich festgestellt haben und sie mehr als zwei Mal im letzten halben Jahr zu beobachten waren oder häufiger, so geben Sie sich dafür einen Punkt. Gehen Sie jedes Symptom durch und addieren Sie am Ende die Punkte.

Tab. 3: Stress – Aussagen, Symptome und Häufigkeiten

Redensarten	Körperliche Symptome	Häufigkeit dieser Beschwerden/Jahr
»Jemandem die Stirn bieten«	Kopfschmerzen, Kopfdruck	
»Sich den Kopf zerbrechen«	kreisende Gedanken, Migräne	
»Etwas nicht mehr sehen können«	Sehstörungen, Flimmern vor den Augen	

Redensarten	Körperliche Symptome	Häufigkeit dieser Beschwerden/Jahr
»Viel um die Ohren haben«	Druck auf den Ohren, Ohrgeräusche, Tinnitus, Rauschen in den Ohren	
»Die Nase voll haben«	das Gefühl, die Nase sei angeschwollen, Sinusitis	
»Die Sprache verschlagen«	wiederkehrendes Räuspern, belegte Stimme	
»Verbissen sein«	nächtliches Zähneknirschen, verkrampfter Kiefer	
»Sein Kreuz tragen«	Verspannungen im HWS-Bereich; das Gefühl, es säße jemand/etwas auf den Schultern	
»Die Luft bleibt weg«	Problem, richtig durchatmen zu können	
»Herzzerreißend sein«	Herzrasen, Druckgefühl hinter dem Brustbein	
»Rückgrat zeigen«	Rückenprobleme im Lendenwirbelbereich, Druck, Schmerzen im unteren Rückenbereich	
»Im Magen liegen«	Magendruck, Übelkeit, Völlegefühl, Gastritis	
»Die Galle läuft über«	Unverträglichkeit von (fetten) Speisen	
»An die Nieren gehen«	ständiger Harndrang, Blasenentzündungen	
»Unter die Haut gehen«	verändertes Hautbild, Akne, Hautschuppen	
»Nicht zu Potte (Stuhle) kommen«	veränderte Stuhlausscheidungen, Obstipation, Diarrhöen	
»Gänsehaut bekommen«	ständiges Frieren	
»Weiche Knie bekommen«	Kreislaufprobleme, Schwindelgefühle	

Zählen Sie nun Ihre Punkte zusammen.

6–8 Punkte	Leichte Stresssymptomatik: Sie sollten in Ihrem Alltag Erholungsmomente einbauen.
9–10 Punkte	Erhöhte Stresssymptome: Sie sollten einen Wochenplan erstellen (▶ S. 80) und eine Stunde täglich für Ihre Wünsche (Hobbys, Ruhemomente, etc.) einbauen.
11 Punkte und mehr	Stark erhöhte Stresssymptome: Reflektieren Sie Ihren Alltag – was lässt sich verändern? Wie viel Zeit verwenden Sie für andere Menschen, wie viel Zeit bleibt für Sie?

4

Anhand dieser Auswertung können Sie erkennen, ob Sie Stresssymptome haben. Wenn Sie festgestellt haben, dass es vermehrte Symptome sind, können Sie in der nachfolgenden Tabelle nachschauen, was physische, emotionale und verhaltensbezogene Symptome sind.

Tab. 4: Symptome und ihre Ausprägung

physische Symptome	emotionale Symptome	verhaltensbezogene Symptome
Gefühl eines nicht mehr enden wollenden Erschöpfungszustandes	Reizbarkeit	mangelnde Konzentration, Fehler nehmen zu
häufiger Kopfschmerz	Depression	Unfähigkeit/Unlust, produktiv zu arbeiten
Magen-Darm-Probleme	Verfolgungsgedanken	verminderte Bereitschaft, Verantwortung zu übernehmen
Appetitmangel	negatives Selbstbild	Gefühl, alles allein schaffen zu müssen, zunehmende Isolierung von Kollegen
Schlaflosigkeit	negative Einstellung gegenüber beruflicher Änderungen und der Arbeit allgemein	Albträume bezüglich der Arbeit, die den Schlaf behindern und erschweren

physische Symptome	emotionale Symptome	verhaltensbezogene Symptome
ständiger Erkältungs-zustand		erhebliche Veränderungen in Beziehungen (Partner/Freunde beklagen sich, ignoriert zu werden)
plötzliche, unkontrollierte Änderung des Körperge-wichtes		weder abschalten noch entspannen können
vermehrter Alkohol-, Tabak- und Drogen-konsum		erhöhte Neigung zu Sucht-mitteln (Kaffee, Nikotin, Computerspiele, vermehrter Alkoholgenuss, Süßigkeiten, Sexsucht etc.)

Diese Tabelle soll Ihnen keine Angst machen, sondern Sie dafür sensibilisieren, wie es Ihrer Psyche und Ihrem Körper gerade geht. Stress, emotionale Erschöpfung und Burnout sind heute beim bundesdeutschen Pflegepersonal kein Einzelthema, sondern ein Massenphänomen. Ein Drittel der ca. zwei Millionen Pflegekräfte bezeichnet sich selbst als Burnout-gefährdet[3].

Pflegekräfte sind häufiger wegen psychischer und psychosomatischer Erkrankungen krankgeschrieben als andere Arbeitnehmer. Im Schnitt sind Krankenpflegekräfte 19 Tage pro Jahr krank, Altenpfleger sogar 25 Tage. Der Bundesdurchschnitt liegt dagegen bei 12 Tagen. Mehr als zwei Drittel aller Pflegekräfte fühlen sich stark belastet.[4] Sie fühlen sich körperlich und emotional erschöpft und vernachlässigen ihre eigenen Bedürfnisse.

Die Rahmenbedingungen lassen sich in der Pflege kaum ändern. Es fehlt an Personal, an Zeit und an guten Arbeitsbedingungen. Doch es gibt eine Kom-

---

[3] Vgl. Internationale Pflegestudie RN4Cast 2011
[4] Vgl. Continentale-Studie 2013: Betriebliches Gesundheitsmanagement aus Sicht der Arbeitnehmer – was wird geboten, gewünscht und genutzt. Im Internet: https://www.continentale.de/studien [Zugriff am 9. Juli 2018]

petenz, die Pflegekräften helfen kann: die Resilienz. Zunächst möchte ich Sie bitten, einmal zu sehen, wie es Ihnen gerade geht.

- Wie ist aktuell Ihr körperliches und seelisches Empfinden?
- Wie geht es Ihnen gerade?
- Fühlen Sie sich belastet oder gestresst? Fühlen Sie sich ausgebrannt?

Um das zu erkennen, schauen Sie einmal, was die einzelnen Burnout-Phasen beinhalten. Falls Sie danach erschrocken sind, haben Sie bitte keine Angst. Sie kennen ja schon das Mittel, das Ihnen hilft: Ihre eigene Resilienz.

4

4.4   Wie Sie Ihre psychischen Belastungen erkennen

Was ist überhaupt ein Burnout? In den letzten Jahren ist der Begriff »Burnout« ein Modewort geworden, und es stellt sich die Frage: Ist es wirklich so, dass die Menschen anfälliger geworden sind in der Arbeitswelt, oder sind sie nicht mehr so belastbar? Können wir mit Stresssituationen nicht mehr umgehen? Was hat sich verändert?

> ### *Definition*   Burnout-Syndrom
>
> Der Begriff Burnout-Syndrom kommt aus dem Englischen und bedeutet »ausgebrannt sein«. Das meist schleichend verlaufende Syndrom ist durch eine tiefgreifende chronische, physische und psychische Erschöpfung gekennzeichnet. Ein Burnout erleiden gerade jene Menschen, die sich lange beruflich stark engagiert haben. Aus ihrer anfänglichen Begeisterung wird irgendwann eine eher kalte Haltung, in der sie weder an sich selbst noch an ihrer Umwelt Teilhabe empfinden.

Kennen Sie diese schönen Sonntagnachmittage, an denen Sie entspannt sind? Das Leben läuft leicht, Sie haben Zeit und niemand drängt Sie – kein Termin, keine Verabredungen, keine Kinder, keine Kollegen. Dann fällt Ihnen ein, dass ja schon Sonntag ist! Sie denken an den nächsten Tag und bekennen wehmütig: »Eigentlich könnte ich jetzt noch gut zwei Tage brauchen ...« Als ich das mal seufzend sagte, meinte mein Sohn, dass zwischen Sonntag und Montag einfach ein Tag fehlen würde. Sicherlich kennen Sie dieses Gefühl, aber hoffentlich nur hin und wieder.

Oder haben Sie montags das Gefühl, bereits müde und erschöpft zu sein, obwohl die neue Arbeitswoche doch gerade erst angefangen hat? Haben Sie dieses Gefühl nur manchmal, dann ist das völlig okay. Wird es aber zum Dauerzustand, leiden Sie schon am Sonntagnachmittag unter Magenschmerzen und sehen ängstlich, wie die Zeiger der Uhren unerbittlich immer weiter auf den Montag hin ticken ... und sind Sie jeden Tag erschöpft, können sich nicht erholen und reißen sich nur noch zusammen, um allem und allen gerecht zu werden, dann wird es langsam kritisch ...

4.5   Die zwölf Stufen des Burnout

Ausbrennen kann nur, wer einmal gebrannt hat – das ist auch so eine Erkenntnis aus den zahlreichen Ratgebern, die ich gelesen habe. Tatsächlich trifft ein Burnout nun eben mal jene Menschen, die sich besonders leidenschaftlich engagieren.[5] Vom Brennen für die Arbeit bis zum Ausbrennen führt ein Weg, der sich – zumindest in der Theorie – über zwölf Stufen erstreckt:

1. Stufe: Hoher Ehrgeiz, voller Tatendrang
- Begeisterung an der Arbeit
- hohe Erwartungen an mich selbst
- der Beruf ist wichtig, eigene Grenzen werden nicht gesehen

2. Stufe: Steigerung des Engagements
- freiwillige Mehrarbeit
- Bereitschaftsdienste
- Übernahme neuer Aufgaben
- Gefühl der Unentbehrlichkeit

---

[5]   In Anlehnung an das 12-Phasenmodell von Freudenberger & North. Vgl. Bohnes H, Bremer-Roth, F et al. (2011): In guten Händen. Altenpflege Band 2. Cornelsen Verlag, Berlin

3. Stufe: Hohe Einsatzbereitschaft
- Urlaub nicht antreten
- unbezahlte Überstunden
- Arbeit auch an freien Tagen

4. Stufe: Erste körperliche Veränderungen und Konflikte werden verdrängt
- eigene Bedürfnisse und Wünsche werden verdrängt
- Hobbys werden aufgegeben, Verabredungen vergessen oder abgesagt.
- Verzicht auf Kinobesuche, Abmeldung vom Sportverein
- oftmals der Beginn von Schlafstörungen, Verspannungen
- Kompensation durch Zigaretten, Kaffee, Aufputschmitteln

4

5. Stufe: Beginnende Isolation, Vernachlässigung der Familie oder sozialer Netzwerke
- oft ist nur noch der Beruf wichtig
- vergessen von Verabredungen
- Schwächegefühl
- Rückzug von der Familie, dem Partner und den Freunden
- Einschränkung von empathischer Aufmerksamkeit

6. Stufe: Meidung sozialer Kontakte, Leugnen der eigenen Überforderung, Misstrauen, Zynismus, Wesensveränderung
- alle sozialen Kontakte, die belasten, werden gemieden
- Probleme in der Familie
- Gefühl mangelnder Anerkennung
- Desillusionierung
- Fehlzeiten

7. Stufe: Hoffnungslosigkeit und Orientierungslosigkeit nehmen zu
- nicht gut organisiert
- Hamsterradgefühl
- Ungenauigkeit und Entscheidungsschwäche
- Hilflosigkeit (»So geht das weiter bis zur Rente ...?«)
- psychosomatische Veränderungen: Herzrasen, Gewichtsveränderungen, erhöhter Blutdruck

- Kompensation durch Ersatzbefriedigung: Essen, Kaffee, Alkohol, Fernsehen, Einkaufen, Sexsucht
- Cool Out: sich kalt gegenüber anderen Menschen verhalten, weil man keine Kraft mehr hat

8. Stufe: Emotionaler Rückzug, verstärkte Wesensveränderung
- Kritikunfähigkeit, sozialer Rückzug,
- Empfindsamkeit
- wenig Eigeninitiative, Einsamkeit, Gefühl von Sinnlosigkeit
- Gleichgültigkeit

9. Stufe: Verlust des Gespürs für die eigene Persönlichkeit
- Automatismus, simples Funktionieren
- Entfremdung
- psychosomatische Reaktionen verstärken sich

10. Stufe: Gleichgültigkeit und innere Leere
- heftige Emotionen, exzessiver Sex
- Ängste, Einsamkeit
- kein Gefühl für sich selbst, negative Einstellung zum Leben

11. Stufe: Starke Erschöpfung , Eigeninitiative geht verloren, Depression
- absolute Hoffnungslosigkeit, Wunsch nur noch zu schlafen
- tiefe Verzweiflung (»Wie soll das Leben weitergehen?«)
- Selbstmordgedanken

12. Stufe: Lebensbedrohliche völlige psychische und physische Erschöpfung
- Angegriffenes Immunsystem
- Erkrankungen
- Suizidgefahr
- Alkoholgenuss, Süßigkeiten, Sexsucht ...

Sie sehen hier, wie die einzelnen Phasen verlaufen können, diese müssen jedoch nicht in so chronologische Reihenfolgen ablaufen. Anhand dieser zwölf Phasen können Sie aber reflektieren, wo Sie gerade stehen.

Die zwölf Phasen des Burnouts lassen sich auch etwas einfacher in vier Hauptsymptome unterteilen:

1. Die emotionale Erschöpfung, das Gefühl: »Ich kann nicht mehr, ich schaffe das alles nicht mehr und fühle mich leer und ausgebrannt.«

2. Die sogenannte »Dehumanisierung« oder das Cool-»Out-Syndrom«: »Ich behandle Patienten wie Sachgegenstände, wie Objekte, wie Gegenstände.« Weil der Betroffene nicht mehr kann, distanziert er sich von seinem Gegenüber, reagiert respektlos und nicht mehr wertschätzend.

3. Totale Unzufriedenheit mit der eigenen Leistung im Beruf oder zu Hause.

4. Psychosomatische Symptome: Kopfschmerzen, Migräne, das Gefühl, keine Luft zu bekommen, Nackenschmerzen, Rückenschmerzen im Lumbalbereich, Herzstolpern, nächtliches Zähneknirschen, Unverträglichkeit von fettigen Nahrungsmitteln, ständige Erkältungen, Magen-Darm-Probleme, Gewichts zu- oder Abnahme.

4

Vielleicht sind Sie zunächst erschrocken und stellen fest, dass Sie sich in vielen Punkten wiedererkennen! Dann besitzen Sie eine große Fähigkeit: Sie sind ehrlich zu sich selbst. Das ist die Grundvoraussetzung, damit Sie Resilienz lernen können, innere Stärke gewinnen und Ihr Leben zurückgewinnen.

Sie haben die Fähigkeit, Ihr Leben zu verändern. Selbst, wenn Sie nun meinen, Sie sind in der Stressfalle oder einem beginnenden Burnout. Sie werden es schaffen! All das ist kein unabwendbares Schicksal.

5 So stärken Sie Ihr Selbstbewusstsein

Der erste Schritt in Richtung Resilienz ist ein gesundes Selbstbewusstsein. Als »selbstbewusst« gilt ein Mensch, wenn ihm der Wert seiner Person »bewusst« ist; mit all seinen Stärken (die er genießt) und auch seinen Schwächen (die er sich liebevoll verzeiht). Er achtet seine Wünsche und Bedürfnisse sowie auch die seiner Mitmenschen.

5.1 Zehn Schritte für mehr Selbstbewusstsein

5.1.1 Nehmen Sie Beziehungen zu den »richtigen« Menschen auf

Suchen Sie Kontakt zu Menschen, die selbstbewusst sind und gut mit sich umgehen. Menschen, die vorurteilslos, selbstsicher, zugewandt und humorvoll sind, die Ihnen loyal, ehrlich und aufrichtig erscheinen. Solche Menschen können Ihnen als Modell dienen.

Energieräuber sind dagegen, wie das Wort schon sagt, Menschen, die in Ihrer Umgebung sind und Ihnen wertvolle Energie herausziehen, weil sie immer etwas von Ihnen wollen, oder Sie sich nach dem Kontakt mit diesen Menschen uns leer fühlen. Nun können Sie Energieräuber nicht einfach eliminieren, da es Menschen in unserem Umfeld gibt, die uns brauchen.

Doch Sie können sich zum einen dessen bewusst werden, dass Ihnen der Kontakt nicht gut tut und diese Kontakte reduzieren. Wenn Sie merken, da sind Menschen, die sich immer wieder an Sie »anlehnen« wollen, schauen Sie, dass Sie diesen Energieräubern einmal aufzeichnen, was diese alles selbst können, welche Ressourcen und Potenziale sie haben. Das ist Energieräubern oft nicht bewusst. Energieräuber sind oft sehr pessimistisch eingestellt.

Seien Sie achtsam und spüren Sie in sich hinein, ob Ihnen diese Menschen Kraft entziehen und Sie irgendwann das Gefühl haben, Sie sind ausgelaugt. Vielleicht braucht mancher Energieräuber Hilfe zur Selbsthilfe, weil ihm einfach die Ideen fehlen, etwas allein zu gestalten und er sich Energieräuber seiner Potenziale nicht bewusst ist.

5

Was Sie machen, liebe Leserinnen und Leser, entscheiden Sie selbst, denn Sie besitzen diese Fähigkeit, zu unterscheiden, weil **Sie** wissen, was Veränderung bewirken kann, **Sie** besitzen die psychische Widerstandskraft beim Auftreten von Krisen und sind dabei, sich neu zu entwickeln. Sie sind auf dem Weg, resilient zu werden!!

Auf Energieräuber treffen Sie im Laufe Ihres Lebens immer wieder. Vielleicht kennen Sie solche Situationen: Mitten in der Nacht ein Anruf: »Hast du mal ein Ohr für mich?« Diese Menschen rufen nur dann an, wenn sie etwas wollen, möglichst einen langmütigen Zuhörer, der sie in ihren Annahmen bestätigt. Nach diesen Gesprächen fühlt man sich häufig leer und ausgepresst. Seien Sie achtsam in Ihren Beziehungen.

Tipp
Identifizieren Sie Energieräuber und verabschieden Sie sie freundlich! Ich selbst schaue jedes Jahr im Januar, wer in meiner Umgebung (und hier meine ich nicht echte Freundschaften) als Energieräuber fungiert und dann beende ich die Beziehung.

So habe ich im Januar 2017 eine Bekannte, die sich immer wieder in den späten Abendstunden bei mir meldete, angerufen und gesagt: »Hallo B., ich wünsche dir ein frohes Neues Jahr und wollte dir auf diesem Wege mitteilen, dass ich gleich deine Handynummer löschen werde, da ich festgestellt habe, dass mir unser Kontakt nicht gut tut. Ich wünsche Dir für Deinen weiteren Lebensweg alles Gute.«

Vielleicht sagen Sie jetzt: »Das ist aber hart!« Ja, ist es. Es ist aber auch klar und unmissverständlich und enthält die Botschaft: »Ruf mich nicht mehr an!«

 Übung

Notieren Sie die Namen von zehn bis 15 Menschen in Ihrem nächsten Umfeld untereinander und lassen Sie die Beziehung, die Sie zu diesen Menschen haben, Revue passieren. Hinter jeden Namen setzten Sie nun einen Buchstaben:

V = Verbündete	Das sind Menschen, die in jeder Lebenslage zu Ihnen stehen, Menschen, die Sie unterstützen.
M = Mitfahrer	Das sind Menschen, die immer da sind, wenn es gut läuft, sonst aber nicht.
N = Neutren	Das sind Menschen, bei denen Sie nicht so genau wissen, woran Sie sind, die sich nicht positionieren.
G = Gegner	Das sind Menschen, die immer dagegen sind, egal was Sie machen; die Ihre Stärken immer abschwächen.

Schauen Sie sich Ihre Liste an:
1. Wie viele Verbündete haben Sie?
2. Welche Menschen tun Ihnen nicht (mehr) gut?

Überlegen Sie nun, ob Sie mit all diesen Menschen in Kontakt sein wollen. Wenn nicht, sollten Sie das dem Einzelnen freundlich und offen sagen. Bedenken Sie: Sie haben nur ein Leben und das sollten Sie möglichst mit Menschen verbringen, die Sie unterstützen, Ihnen helfen, Ihnen zur Seite stehen. Auf Meckerer und bösartige Kritiker können Sie verzichten. Denn für echte Kritik haben Sie ja Ihre Freunde!

5.1.2 Andere Menschen verstehen, um selbst besser verstanden zu werden

Andere Menschen zu verstehen, ist nicht immer leicht, weil jeder von uns anders sozialisiert worden ist, andere Erfahrungen gemacht hat und Dinge anders wahrnimmt. Manchmal ist es schwierig, die Gedanken und Standpunkte anderer Menschen zu verstehen, weil wir alle die Realität durch unsere eigenen Werte und Wahrnehmungen filtern.

In meiner Arbeit als Coach und Lehrerin für Pflege habe ich jeden Tag mit Menschen zu tun, die anders denken. Genauso wie Sie, liebe Leserinnen und Leser! Sie haben jeden Tag mit Patienten und Bewohnern zu tun, die Verhaltensweisen an den Tag legen, die Sie vielleicht nicht nachvollziehen können.

So hielt ich vor zwei Jahren ein Seminar zum Thema »Kommunikation mit Kollegen«, in dem es zunächst um Verhaltensweisen im Umgang mit neuen Medien und u. a. das Verhalten mit dem Handy am Arbeitsplatz ging. Nachdem wir dieses Thema eine Stunde lang besprochen und Lösungsansätze bearbeitet hatten, nahm eine Leitungskraft ihr Handy aus der Tasche und checkte die Mails ...

Der Unmut der Gruppe war zu spüren und ich merkte, dass auch mein Unmut wuchs. Die Situation war so grotesk. Ich fragte mich: »Wo ist die versteckte Kamera? – Was veranlasst diesen Teilnehmer, nachdem wir über die Respektlosigkeit im Umgang mit Handys im Pflegealltag und in Seminaren besprochen haben, sein Handy herauszuholen und es zu benutzen?« Ich bewertete also die Situation sofort und »fand heraus«, dass es sich hier um Respektlosigkeit und mangelnde Wertschätzung mir und der Gruppe gegenüber handelte.

Als zweites fragte ich mich aber: »Registriert dieser Mann, dass er gerade genauso reagiert, wie er es vor einer Stunde noch bemängelt hat? – Will er gerade nicht den Raum verlassen und die Gruppe stören und merkt er überhaupt nicht, dass er ein unmögliches Verhalten an den Tag legt?«

Ich fragte mich weiter: »Wie würde ich in seiner Situation reagieren, wenn ich vielleicht eine wichtige Mitteilung als Leitungskraft bekommen würde?« Ich versuchte, von meiner Bewertung loszukommen und mich in den Mann hineinzuversetzen. Allerdings musste ich jetzt auch handeln, weil die Gruppe immer mehr Unmut zeigte und gruppendynamisch einiges passierte.

Also stellte ich mich vor den Herrn und sagte: »Entschuldigen Sie, (er erschreckte, da er sehr vertieft war), ich nehme gerade wahr **(Wahrnehmung)**, dass Sie sehr vertieft in Ihr Handy sind. Ich empfinde das gerade als nicht wertschätzend mir und den Teilnehmern gegenüber **(Gefühl)**, dass Sie mitten im Seminar mit dem Handy agieren, zumal es vor einer Stunde hier unser Thema war. Wenn es sehr wichtig ist, würde ich Sie bitten, dieses doch vor dem Seminarraum zu tun **(Bitte)**, da ich und besonders die Teilnehmer sonst sehr in der Fortbildungen gestört werden!« **(Bedürfnis)**

Durch den Perspektivwechsel konnte ich mehr Verständnis für die Situation bekommen und angemessen reagieren. Der Teilnehmer entschuldigte sich bei mir und der Gruppe. Ihm war überhaupt nicht bewusst, dass er sich über genau dieses Handyproblem vor einer Stunde aufgeregt hatte und durch sein Verhalten nun dieselbe Störung provozierte. Aber durch das Verständnis, das ich ihm entgegenbrachte, verstand er auch die Gruppe – und mich.

5.1.3   Lösen Sie sich von Ihrem Kind-Ich

Wir alle haben immer wieder den Wunsch, anerkannt und geliebt zu werden, Wertschätzung zu erfahren. Menschen, die in sozialen Berufen arbeiten und die ich in meinen Seminaren erlebt, berichten immer wieder davon, wie sehr sie sich über eine positive Rückmeldung von Patienten, Bewohnern, Angehörigen, Kollegen und Ärzten freuen. Auch über die Anerkennung von ihren Partnern und Kindern. Eine verständliche Freude. Bekommen wir eine positive Rückmeldung, ein Lob, blühen wir auf, erfreuen wir uns daran – uns geht es gut.

Die tiefe Sehnsucht nach bedingungsloser Liebe steckt in uns allen. Wir alle wünschen uns Anerkennung, Liebe und Wertschätzung, insbesondere von unseren Eltern. Das sind psychische Grundbedürfnisse.

Unsere Bezugspersonen in unserer Kindheit prägen uns ein ganzes Leben lang und haben Auswirkungen auf unser weiteres Leben. Wenn wir als Kind das Gefühl hatten, von unseren Eltern anerkannt und geliebt worden zu sein, entwickeln wir ein gesundes Selbstwertgefühl und sind als Erwachsener in der Lage, Probleme und Krisen zu meistern. Wir können uns selbst vertrauen, an uns glauben und haben die Fähigkeit, anderen Menschen zu glauben. Wir können uns selbst annehmen, auch mit unseren Fehlern und Schwächen.

5

Wenn Kinder von den Eltern ein wenig wertschätzendes oder gar ablehnendes Verhalten erfahren haben, haben sie irgendwann das Gefühl, mit ihnen stimme etwas nicht. Sie halten sich nicht für liebenswert und können anderen nur schwer vertrauen. Dieses Erleben hat im Erwachsenenalter große Auswirkungen. Viele haben große Selbstzweifel und leiden unter ihrem Hunger nach Anerkennung, Wertschätzung und Liebe. Um die fehlende Anerkennung doch noch zu bekommen, tun sie oft alles für andere Menschen und nichts für sich selbst.

Tipp
Fragen Sie sich, fragen Sie Ihr inneres Kind: Könnte es sein, dass Ihr »inneres Kind« von seinen Eltern immer noch die Zuwendung, Anerkennung und Beachtung erwartet, die diese Ihnen als Kind nicht gegeben haben?
Laufen Sie nicht weiter der Anerkennung von Vater und Mutter (oder ersatzweise der von Partnern, Freunden oder Kollegen) hinterher. Machen Sie Ihr Selbstbewusstsein nicht davon abhängig.

So ging es Frau K., die in einer Senioreneinrichtung arbeitete und immer wieder gern einsprang, wenn Kollegen ausfielen. Ihr Mann und ihre beiden kleinen Kinder konnten das immer weniger verstehen. Immer öfter fielen gemeinsame Unternehmen aus. Ob Kino oder Schwimmbad – Frau K. hatte immer seltener Zeit für ihre Familie. Das hatte alsbald Konsequenzen: »Meine 14-jährige Tochter hat mir am Wochenende an den Kopf geworfen, ich sei nicht verlässlich. Von ihr würde ich das aber erwarten. Ich war total verzweifelt, denn sie hat ja Recht. Immer wieder habe ich diesen Konflikt und fühle mich innerlich zerrissen. Aber was soll ich machen? Ich kann doch meine Kollegen nicht im Stich lassen.«

Die anderen Kursteilnehmer nickten bei Frau K.'s Worten. Diese Hilflosigkeit war offensichtlich vielen sehr vertraut. Frau K. konnte dann auf Nachfrage auch erzählen, dass sie in ihrer Kindheit ein solches Verhalten gelernt hatte. Viele Teilnehmer und Teilnehmerinnen nickten betroffen und kannten diese Situation. Frau K. erzählte: »Sätze wie »Erst die Arbeit, dann das Vergnügen«, oder »Was du heute kannst besorgen ...« sind bei uns daheim täglich gefallen. Wenn ich auf eine Bitte oder Forderung nicht sofort reagierte, war meine Mutter sauer. Ich habe mich dann immer ganz schlecht gefühlt. Und um keinen Unmut aufkommen zu lassen, habe ich mich gefügt.«

Bei allen Anfragen ihrer Kollegen reagierte Frau K. ebenfalls aus ihrem Kind-Ich heraus. Es wurde Zeit, dass sie diese Strategie loswurde! Die folgende Übung verrät Ihnen, was Sie tun können, wenn Ihr Kind-Ich wieder mal reagiert.

 Übung

Sie können eine alte Erinnerung, die Sie hilflos gemacht oder verletzt hat, abrufen. Dazu sollten Sie sich einen ruhigen Platz suchen.
- Wählen Sie eine Situation aus, in der Sie als Kind verletzt wurden und sich hilflos gefühlt haben.
- Schreiben Sie die Namen der Personen, die mit der damaligen Situation zu tun hatten, auf. Jeweils einen Namen auf ein Blatt Papier.
- Verteilen Sie die einzelnen Blätter auf dem Boden.

- Lassen Sie einen Platz leer, auf den Sie sich stellen können und einen weiteren – außerhalb der Zettel – an dem Sie sozusagen Ihre Ruhe haben, Ihren Kraftplatz.
- Stellen Sie sich an Ihren Platz inmitten der Zettel. Schließen Sie Ihre Augen und erinnern Sie sich an die konkrete Situation.
- Im Anschluss daran gehen Sie an Ihren Kraftplatz und atmen dreimal kräftig ein und aus.
- Nehmen Sie nun den Platz einer anderen beteiligten Person ein (den Platz, an dem der Zettel mit dem Namen liegt). Versuchen Sie, sich in die damalige Situation des Menschen einzufühlen. Wie war die Situation für ihn? (Durch diese Übung bekommen Sie einen Perspektivwechsel. Auch wenn es vielleicht schwer fällt: Gehen Sie auf den Platz der Person, die Sie am meisten verletzt hat und stellen Sie sich folgende Fragen:

  5

  - Was war wohl die positive oder gute Absicht des Menschen?
  - Was hätte diese Person damals gebraucht, was hätte ihr geholfen, sich anders zu verhalten?
  - Wenn Sie erkennen können, welche Ressourcen diese Person damals gebraucht hätte, geben Sie dieser Person nun diese Ressourcen. Sie werden spüren, dass die damals erlebte Situation sich verändert und auch Ihr Gefühl dazu.
  - Damit wird der Mensch in ein neues Licht gestellt. Sie können nun erkennen, dass er mit einer guten oder positiven Absicht unterwegs war, aber damals nicht anders handeln konnte.

Wenn Sie diesen Prozess ernsthaft umsetzen, können Sie der Person verzeihen. Das wird Ihnen dabei helfen, mit der Vergangenheit abzuschließen und damit Frieden zu schließen. Es stellt sich eine innere Ruhe ein.

Fazit **Wenn Sie diese Übung durchführen, ...**

werden Sie selbst aktiv. Das bedeutet, Sie entscheiden sich für Ihr Leben, für Ihre Werte und können mit neuen Glaubenssätzen auch Ihr neues Leben gestalten.

5.1.4   Verabschieden Sie sich von negativen Glaubenssätzen

Im Seminar sahen wir uns die Glaubenssätze von Frau K. an und übertrugen sie in positive Sätze. Frau K. hatte einige Glaubenssätze, die dazu führten, dass sie besonders empfindsam reagierte:

- Ich bin nichts wert.
- Ich schaffe das sowieso nicht.
- Keiner liebt mich.
- Patienten sind so undankbar.

Frau K. liebt sich selbst eigentlich nicht. Kritik von Patienten, Angehörigen und Kollegen nahm sie fast immer persönlich und reagierte darauf mit Wut und Aggression: »Ich bin immer für alle da, springe ein und dann ist es noch nicht genug und die Angehörigen meckern. Ich bin dann oft gekränkt und ziehe mich zurück.« Sie empfand das »Gemecker« als persönliche Ablehnung.

Es half ihr, als ich ihr erklärte, dass Patienten und Angehörige sie nicht als Person meinen. Angehörige, Kollegen, Bewohner und auch Patienten sehen sehr häufig nur ihre eigene Lebenssituation. Doch wie Frau K. geht es vielen Pflegekräften. Sie bemühen sich nach Kräften, aber oft ernten sie nichts als Kritik und Ablehnung. Das löst Wut und Ärger aus. Im Seminar haben wir die negativen Glaubenssätze gemeinsam mit Frau K. umformuliert.

Positive Glaubenssätze:

- Ich bin wertvoll.
- Ich schaffe viel und bin stolz auf mich.
- Ich liebe und achte mich selbst.
- Ich leiste gute Arbeit und benötige keinen Dank von anderen.

Tipp

Formulieren Sie Ihre positiven Glaubenssätze jeden Tag neu und sprechen Sie sie aus. Das ist Ihr Mantra! Es hilft Ihnen, Ihren eigenen Wert wahrzunehmen. Nach einiger Zeit werden Sie es spüren. In der Regel benötigen wir ca. acht Wochen, bis so ein neuer Glaubenssatz konditioniert, d. h. nachhaltig in uns verankert ist.

5

 Übung

- Gestatten Sie sich die Gefühle von Zurückweisung und Ablehnung.
- Spüren Sie die Kränkung und beobachten Sie dabei Ihre Atmung.
- Atmen Sie bewusst drei Mal tief ein und aus.
- Nehmen Sie sich Zeit und überlegen Sie: »Hat diese Kränkung mit mir als Person zu tun oder mit meiner Rolle als Pflegekraft?«
- Gehen Sie innerlich auf Distanz: Treten Sie aus Ihrer Rolle heraus und betrachten Sie die Situation von außen (Metaebene). So können Sie alle Gefühle in Ruhe überdenken und sortieren.
- Versuchen Sie sich in die Rolle Ihres Gegenübers hineinzuversetzen, wechseln Sie die Perspektive. Oft ist es einfacher, wenn Sie kurz innehalten und unterschiedliche Perspektiven zulassen.
- Versuchen Sie, die Situation loszulassen und mit Abstand darauf zu schauen.
- Besinnen Sie sich auf Ihre Fähigkeiten und wie zufrieden Sie mit sich sind. Erinnern Sie sich auch an positive Rückmeldungen von anderen Menschen. Sobald Ihnen das gelingt, werden Sie spüren, wie Sie entspannen und lockerer werden.

Auch Frau K. hat diese Übung öfter angewendet. Ihre Erfahrungen teilte sie mir in einem Brief mit:

»Am Anfang fiel es mir schwer, aber ich habe meine Gefühle bewusst wahrgenommen und auch den Perspektivwechsel geschafft. In der letzten Woche habe ich mich selbst nicht wiedererkannt:

Eine Freundin, mit der ich abends zum Essen verabredet habe, rief mich an und teilte mir mit, sie käme ca. 45 Minuten später zu unserer Verabredung. Ich war sehr sauer und hatte schon keine Lust mehr auf unser Treffen. Aber ich habe die Zeit des Wartens genutzt und diese Übung umgesetzt.

Nachdem ich meine Gefühle wahrgenommen und auch zugelassen habe, machte ich einen Perspektivwechsel und mir wurde schnell bewusst: Meine Freundin kommt nicht zu spät, weil sie mich mit diesem Verhalten verletzen will. Als meine Freundin dann wirklich später zu unserer Verabredung kam, konnte ich ihr freundlich begegnen.

Es wird sicherlich noch etliche Übungen benötigen, aber ich merke, dass ich in solchen Situationen lockerer werde.«

5.1.5 Verschieben Sie nichts auf später

Viele Menschen verschieben Dinge, die heute getan werden könnten, auf den nächsten Tag. Zeitmangel, Selbstzweifel, das Gefühl, »noch nicht so weit zu sein« oder Angst vor Misserfolg sind häufige Gründe. Der Hauptgrund liegt jedoch meist in der Angst, etwas nicht allein bewältigen zu können. Wir trauen uns etwas nicht zu. Vielleicht kennen auch Sie solche Sätze:

- »Das kann ich nicht!«
- »Das habe ich noch nie getan!«
- »Ich traue mich nicht …«
- »Wenn ich Geld hätte, dann hätte ich andere Möglichkeiten.«
- »Dafür bin ich viel zu alt!«
- »Wenn ich die finanzielle Sicherheit hätte, ja dann …«
- »Dafür habe ich keine Kraft …«

Alles Neue und Unbekannte macht uns Angst. Um neue Erfahrungen zu machen, müssen wir aber unsere gewohnte Zone, unsere Komfortzone, verlassen. Wir wissen nicht, was da draußen auf uns wartet. Doch wenn wir den Schritt nicht machen, wenn wir die Dinge hinauszögern, wird die Angst nicht geringer. Wir schieben den Moment, in dem wir hinaustreten müssen, nur auf. In der Zwischenzeit leiden wir! Das geht auch besser!

Tipp

Suchen Sie sich jemanden, der Ihnen Mut zuspricht, der hilft und Sie ermuntert, Ihre Komfortzone zu verlassen. Wenn es niemanden gibt, dann stellen Sie sich jemanden vor, den Sie nicht enttäuschen möchten und dessen Lob Sie aufgrund Ihrer zügig erledigten Arbeit erlangen möchten.

5

5.1.6 Seien Sie achtsam mit Ihrer Zeit

Als Frau S. ihre Komfortzone verließ, war die Mutter zweier Kinder, arbeitete sie seit fünf Jahren halbtags auf einer kardiologischen Station. Mit Schrecken registrierte sie, dass sie im Stresstest satte 13 Punkte eingefahren hatte. Und dann dämmerte es ihr: »Seit ungefähr einem halben Jahr fühle ich mich sehr müde und habe immer Verspannungen im Nackenbereich. Nachts wache ich häufiger auf und wenn ich morgens wach werde, fühle ich mich oft wie gerädert. Mein Mann meinte neulich, ich würde nachts mit den Zähnen knirschen. Im Frühdienst komme ich gar nicht dazu, eine Frühstückspause zu machen und habe oft Magenschmerzen, sicherlich auch, weil ich zu viel Kaffee trinke. Wenn ich dann eine Freiwoche habe, nehme ich mir immer viel vor und am Ende der Woche merke ich, dass ich nichts geschafft habe, weil die Kinder Termine haben und ich sie zu Veranstaltungen und zum Sport fahren musste. Im Moment bin ich ganz hilflos und weiß nicht, wie das weitergehen soll.«

Für Frau S. war es an der Zeit, aufzuschreiben, wie sie eigentlich ihre Zeit verbringt. Das tat sie und schrieb folgenden Wochenplan:

»Montag

05:15 Uhr: aufstehen, duschen, Frühstückstisch decken, Brote für die Kinder vorbereiten, Mann wecken, eine Tasse Kaffee trinken, die Spülmaschine aus- und wieder einräumen, die Kinder zur Bushaltestelle fahren, weiter zur Klinik, umziehen, Übergabe auf der Station, Patienten versorgen, Telefonate, Neuaufnahmen, Notfälle, Patienten zum Labor und Untersuchungen bringen, Visite, eine neue Schülerin anleiten, Angehörigengespräche, Verlegungen, Essen verteilen und Patienten bei der Nahrungsaufnahme helfen. Entlassungen, eine Kollegin kollabiert auf dem Flur, mittags nach der Übergabe schnell umziehen und einkaufen, zur Reinigung, den Sohn von der Ganztagsschule abholen. Einkäufe verstauen und Essen kochen (die Familie isst immer zu Abend warm.)

16:20 Uhr: Außer einem Apfel den ganzen Tag noch nichts gegessen. Den Sohn noch schnell zum Fußballtraining bringen, auf dem Rückweg die Tochter von Freundin abholen, schnell nach Hause, noch einen Salat für die Familie vorbereiten.

19:00 Uhr: Die Familie versammelt zum gemeinsamen Abendessen. Die Kinder gehen anschließend nach oben und ihr Mann macht den Fernseher an. Küche aufräumen, Wäsche in die Maschine, und endlich auf die Couch, wo sie nach den Nachrichten einschläft.«

So sahen alle Tage der Woche aus. Weniger wurde es nie für Frau S., eher mehr, denn da war noch die Großtante zu besuchen, der Wagen musste in die Werkstatt, die Bügelwäsche abgearbeitet werden und und und … Als wir Frau S. zuhörten, hofften wir alle auf ihre Schilderung des Wochenendes. Doch das sah auch nicht viel anders aus:

»Samstag

08:00 Uhr: aufstehen, duschen, Frühstückstisch decken, eine Tasse Kaffee trinken, die Spülmaschine aus- und wieder einräumen, mit der Familie frühstücken, aufräumen, auf den Wochenmarkt fahren (mit Ehemann),

Einkäufe erledigen, nachmittags Gartenarbeit, abends gemeinsames Grillen mit der Familie, Küche aufräumen, gemeinsamer Fernsehabend mit der Familie.«

Und am Sonntag wurde dann wieder in der Klinik gearbeitet ...

Frau S. sah unsere betretenen Gesichter und deutete sie ganz richtig: »Ich weiß wohl, dass ich immer viel zu tun habe, aber jetzt, wo ich all meine Tätigkeiten aufgeschrieben habe, wird mir erst einmal bewusst, dass ich nur funktioniere und sehr viel abarbeite und überhaupt keine Zeit für mich habe. Darum bin ich auch so erschöpft, aber das möchte ich jetzt ändern.«

Anderen Teilnehmerinnen im Seminar ging es genauso. Kaum einer Pflegekraft war jedoch bewusst, dass es auch andere Möglichkeiten gibt. Frau S. wurde für diesen Kurs zum »Modell«.

- Zunächst erarbeiten wir in der Gruppe die **Stärken** von Frau S.:
  – Fleißig, arbeitsam, gutes Organisationstalent, Belastbarkeit, Hilfsbereitschaft, voraussehendes Arbeiten
- Dann fanden wir heraus, wo Frau S. besondere **Schwächen** hatte:
  – Eigene Bedürfnisse benennen, Dinge für sich einfordern, delegieren, um Hilfe bitten
- Anschließend erfassten wir **Wünsche und Bedürfnisse**; Dinge, die Frau S. immer schon gerne getan hat, aber für die sie schon lange keine Zeit mehr hatte:
  – Schwimmen, Walken, mit einer Freundin treffen

Im Anschluss daran entwarf Frau S. eine neue Vorgehensweise:
- Sie wollte mit ihrem Mann und mit ihren Kindern sprechen. Der Sohn könnte einmal die Woche allein zum Fußballtraining fahren. Außerdem würde sie eine befreundete Mutter bitten, eine der Fahrten zu übernehmen. Während dieser freien Zeit möchte Frau S. zukünftig 1,5 Stunden Schwimmen einbauen.
- Der wöchentliche Besuch der Großtante soll künftig im Wechsel mit der Cousine von Frau S. stattfinden.
- Der Spülmaschinendienst wird ab sofort aufgeteilt werden, die Kinder (12 und 15 Jahre alt) sind alt genug, um mitzuhelfen.

- Mit einer Nachbarin, die Frau S. immer wieder gefragt hat, wird sie sich jetzt einmal wöchentlich zum Walken treffen.
- Als morgendliches Ritual wird Frau S. künftig fünf Minuten in Ruhe eine Tasse Kaffee trinken (ohne dabei schon die Spülmaschine aus- oder einzuräumen!)
- Frau S. wird auf der Station feste Pausenzeiten einbauen (das muss jedoch mit dem Team besprochen werden, da Frau S. festgestellt hat, dass alle Kollegen auf Grund der Arbeitsverdichtung keine Pause mehr machen).
- Frau S. wird künftig Ruhezeiten einbauen. Nach dem Dienst wird sie nicht immer sofort nach Hause fahren, sondern unterwegs eine kurze Pause einhalten und sich eine Tasse Kaffee gönnen.
- Frau S. wird eine Freundin über ihre neue Vorgehensweise informieren und bitten, sie bei ihren neuen Vorhaben zu unterstützen
- Frau S. wird einen Vertag mit sich selbst schließen, in dem sie ein oder mehrere persönliche Ziele zu definiert, oder auch ein Jahresziel.

Im Anschluss daran entwarf Frau S. einen Vertrag mit sich selbst:

Vertrag mit mir selbst

Hiermit treffe ich folgende Vereinbarung:
  Ich, Frau S., führe die unten aufgeführten Handlungsabsichten termingerecht aus.
  Meine persönlichen Ziele 2018 sind:
- Wöchentlich 1,5 Stunden schwimmen
- Einmal wöchentlich Walken mit der Nachbarin
- Ein festes morgendliches Ritual
- Einmal wöchentlich nach der Arbeit unterwegs anhalten und stolz auf den geleisteten Tag in der Klinik sein und mir eine Tasse Kaffee gönnen
- Alle sechs Wochen eine Massage

Dafür tue ich: Beginn   Ende

_____

Falls ich das nicht einhalte, tue ich Folgendes:

_____

Wenn ich es schaffe, **belohne** ich mich, indem

_____

5

Eine Kopie meines Vertrages erhält meine »Ziel-Patin«, um mich
dabei zu unterstützen.

Datum, Ort   Unterschrift:

Diesen Vertrag mit sich selbst haben schon viele meiner Seminarteilnehmer ausgefüllt und oft bekomme ich die Rückmeldung, dass es viel leichter ist, etwas Schriftliches wie diesen Vertrag gut sichtbar aufzuhängen. So wird man immer daran erinnert und nimmt den Vertrag auch ernst. Wer noch einen Paten engagiert, erfährt liebevolle Unterstützung und die Umsetzung fällt viel leichter.

Denken Sie daran: Viele Teilnehmer und Teilnehmerinnen haben es geschafft, etwas zu verändern. Es braucht sicherlich Mut. Doch indem Sie sich auf sich selbst besinnen, auf Ihre eigenen Kräfte und Stärken, werden Sie Ihr Ziel erreichen. Wenn Sie es schaffen, aus einer belastenden Situation oder aus einer Krise herauszutreten, werden Sie wachsen und ein neues Lebensgefühl entwickeln.

Tipp
Wenn Sie noch ängstlich sind, ob Sie Ihre Ziele erreichen, dann
beginnen Sie mit kleinen Zielen. Vielleicht nur mit einem Ziel, etwa:
Einmal in der Woche möchte ich eine Stunde für mich haben. Aber
schreiben Sie es auf und bleiben Sie dran!

5.1.7   Lernen Sie, Nein zu sagen

Wahrscheinlich werden Sie sich wiedererkennen, wenn Sie lesen, was
Frau E. uns in einem Seminar mitteilte: »Ich arbeite seit fünf Jahren mit
einer halben Stelle in einer Senioreneinrichtung. Mein Beruf macht mir viel
Freude, besonders wenn ich das Strahlen meiner Senioren sehe, wenn ich
morgens in die Zimmer trete. Den Spagat zwischen Beruf und Familie hinzubekommen, ist nicht immer einfach. Ich habe zwei Töchter, 6 und 8 Jahre
alt, und einen tollen Mann, der mich unterstützt.

Was mich ärgert, ist, dass immer ich am Wochenende angerufen werde,
wenn eine Kollegin fehlt. Also, ich springe wirklich gern ein, aber solche
Sätze wie: »Also, Bettina, du bist unsere letzte Hoffnung, ich habe schon
alle anderen angerufen, die können auch nicht. Und du bist bestimmt aus-
geruhter, weil du eine Halbtagsstelle hast.«

In diesem Moment ärgere ich mich maßlos und fühle mich in die Enge getrieben. Natürlich arbeite ich nur 20 Stunden im Monat, aber dafür bekomme ich auch nur ein halbes Gehalt und habe zu Hause meine Familie. Trotzdem habe ich sofort ein schlechtes Gewissen und denke an die Bewohner
und dann wieder an meine Familie. In meiner Hilflosigkeit sage ich dann
öfter »JA« und möchte am liebsten »NEIN« sagen. Im Nachhinein ärgere
ich mich oft.«

Tipp

So lernen Sie, Nein zu sagen!

Zunächst überlegen Sie sich eine Strategie. Sagen Sie nicht sofort Ja, sondern stattdessen: »Ich verstehe, dass du in Not bist. Ich kann aber jetzt nicht einfach zusagen, sondern kläre es mit meiner Familie ab und melde mich dann.« (Wenn es Ihnen hilft, können Sie ein solches Telefonat im Stehen führen, damit Sie im wahrsten Sinn des Wortes standhaft bleiben können.) Damit haben Sie Zeit gewonnen. Die investieren Sie in die folgende Übung.

5

 Übung

- Setzen Sie sich aufrecht und entspannt hin.
- Beobachten Sie eine Weile, wie Ihr Atem ein- und wieder ausströmt.
- Erinnern Sie sich an eine Situation, in der Sie sich richtig unwohl gefühlt haben (eine Begegnung, ein Gespräch, die/das Sie richtig wütend gemacht hat). Lassen Sie es zu, dass dieses Gefühl sich in Ihrem Körper ausbreitet.
- Konzentrieren Sie sich voll und ganz auf Ihren Körper. Was passiert, wenn Sie an diese Situation denken? Was passiert, wenn sich in Ihrem Körper unangenehme Gedanken breitmachen? Haben Sie Schluckbeschwerden, ein Ziehen im Nacken, verspannt sich Ihr Kiefer oder verkrampft sich der Magen? Nehmen Sie diese Eindrücke wahr.

Wenn Sie diese Übung umgesetzt haben, werden Sie spüren, wie es Ihnen körperlich geht. Vielleicht kommen verschiedene Emotionen hoch und Sie sind irritiert, was mit Ihrem Körper passiert.

Teilnehmer aus meinen Seminaren haben mir berichtet, dass sie diese Übung umgesetzt haben und die verschiedensten Emotionen hochkamen. Vielen fiel es schwer, diese Gefühle anzunehmen.

Aber diese Übung hilft, das »Nein« auszusprechen, es auszuhalten und die damit verbundenen Gefühle zu würdigen: den eigenen Unmut, das Gefühl von Hilflosigkeit, oder Wut und Trauer.

Erst wenn Sie Ihr Gefühl auch annehmen, werden Sie angemessen reagieren können, um dann selbstsicher sagen zu können: »Ich verstehe, dass du gerade in Not bist, aber dieses Wochenende kann ich einfach nicht einspringen. Es ist mir leider nicht möglich!«

Jeder von Ihnen kennt sicherlich das Gefühl von Angst, wenn er »Nein« sagen muss. Das ist Angst vor dem Verlust von Zuneigung. Genauso gibt es das Gefühl, nicht ohne Groll »Ja« zu sagen, wegen der Frustration aufgrund der anstehenden höheren Belastung. Sagen Sie daher erst einmal »STOPP«, wenn Ihnen eine Belastung zu groß wird. Ein klärendes Gespräch sollte jedoch unbedingt im Vorfeld – oder aber im Nachhinein erfolgen.

Wählen Sie den Zeitpunkt dafür aber nicht erst, wenn Ihr Groll sich bereits aufgestaut hat: Erkennen Sie die ersten Warnzeichen! Beschuldigen oder werten Sie sich nicht ab!

5.1.8 Begraben Sie alten Groll

»Vergeben und vergessen« ist ein Ratschlag, der gut gemeint, aber schwer zu befolgen ist. Doch alter Groll belastet uns selbst am meisten. Wir verharren in Wut und Enttäuschung, nähren sie und fügen uns damit selbst den meisten Schaden zu. Das schwächt unseren Körper und unseren Geist. Auch unser Selbstbewusstsein leidet darunter. Wie schön wäre es also, wenn Sie alten Groll begraben könnten!

 Übung

- Suchen Sie sich einen ruhigen Ort, an dem Sie in den nächsten 20 bis 25 Minuten allein und ungestört sind.
- Nehmen Sie eine bequeme Sitzhaltung ein.

- Legen Sie Ihre Hände locker auf Ihre Oberschenkel und schließen Sie die Augen.
- Atmen Sie fünf Mal ganz tief ein und aus. Richten Sie Ihre ganze Aufmerksamkeit auf Ihre Atmung. Spüren Sie beim Ein- und Ausatmen den Luftstrom.
- Spüren Sie in sich hinein und nehmen Sie Ihr Herz wahr. Spüren Sie Ihren gleichmäßigen Herzschlag.
- Stellen Sie sich vor, wie aus jedem Atemzug helles Licht wird und dieses Licht Ihren ganzen Körper durchflutet.
- Atmen Sie weiter ruhig ein und aus und genießen Sie diesen Zustand.
- Denken Sie nun an einen Menschen, dem Sie vergeben möchten. (Es ist vollkommen in Ordnung, wenn Sie Wut, Zorn oder auch Traurigkeit verspüren. Lassen Sie diese Gefühle ruhig zu, ohne sie zu bewerten. Beobachten Sie diese Gefühle und lassen Sie sie einfach an sich vorbeiziehen.
- Atmen Sie weiter ein und aus und spüren Sie Ihren Atem.
- Richten Sie den Fokus wieder auf die Person, gegen die Sie noch Wut, Groll oder Verbitterung spüren.
- Spüren Sie in sich hinein, an welcher Stelle in Ihrem Körper Sie den Ärger spüren.
- Legen Sie Ihre Hand dorthin, während Sie weiteratmen.
- Versuchen Sie nun eine neutrale Erklärung für das Verhalten des Menschen, der Sie enttäuscht oder verletzt hat, zu finden. Fragen Sie sich z. B. »Warum hat er so gehandelt? Was waren seine Beweggründe?« Durch diese neutralen Erklärungen verliert der verletzende Moment an Macht.
- Atmen Sie ruhig weiter ein und aus und stellen Sie sich das Licht vor, das Ihrem ganzen Körper Energie gibt.
- Stellen Sie sich nun die Person vor, wie Sie vor Ihnen steht. Vielleicht schaut diese Person Sie direkt an. Sagen Sie nun zu dieser Person: »Ich vergebe dir!«
- Atmen Sie weiter tief ein und aus und bleiben Sie noch eine Weile sitzen.

Sie werden merken, wie es Ihnen besser geht und Sie wieder viel mehr Energie haben.

5

5.1.9 Gehen Sie Risiken ein

Warum schaffen es einige Menschen, Risiken einzugehen, Dinge umzusetzen, einen anderen Weg zu gehen und schier über sich hinauszuwachsen? Solche Menschen besitzen eine innere Stärke, sind sich ihrer Kraft bewusst und bewahren auch in schwierigen Situationen einen kühlen Kopf.

Menschen mit hoher Resilienz verzweifeln nicht an ihrem Schicksal. Sie sind in der Lage, Probleme oder Situationen zu analysieren und lösungsorientiert zu bewältigen. Das bedeutet: Menschen mit hoher Resilienz verzweifeln nicht an ihrem Schicksal! Diesen Menschen gelingt es, aus Krisen, z. B. einer schweren Krankheit, Arbeitslosigkeit, Trauer, veränderte Arbeitsbedingungen, gestärkt hervorzugehen.

Resiliente Menschen können negative Gedanken besser aushalten und fokussieren sich auf ihre Kräfte. Sie sind in der Regel zuversichtlich und wenig ängstlich. Wer diese Fähigkeit erlangt hat, traut sich etwas zu, ist mutiger, weiß, was er kann und ist auch bereit, ein Risiko einzugehen. Auch Sie können Ihre Ängste in Chancen umwandeln, so wie Frau R.

Beispiel   »Ich bin doch schon viel zu alt für einen Neustart«

Frau R. war Ende 40. Sie arbeitete auf einer Intensivstation und mochte ihren Beruf sehr. Als es in einem Seminar darum ging, einfach mal Wünsche und Bedürfnisse aufzuschreiben, was man noch gern im Leben machen möchte, sagte Frau R: » Also, meinen Beruf mag ich schon sehr. Ich freue mich immer, wenn ich sehe, dass es Patienten besser geht und sie dann verlegt werden. Dass ich Menschen auf diesem Weg begleiten kann, erfüllt mich. Doch nun arbeite ich schon 20 Jahre als Krankenschwester und an manchen Tagen habe ich den Wunsch, einfach einmal etwas anderes zu machen, was ganz anderes, noch einmal durchzustarten.«
Als ich Frau R. fragte, was sie denn gern tun würde, sagte sie: »Ich bin doch schon viel zu alt für einen Neustart«. Einige Seminarteilnehmer nickten, doch ich wies darauf hin, dass man nie zu alt für etwas ist. Entscheidend sei, ob man etwas will und ob man das mit Leidenschaft möchte.

Frau R. sah mich an und sagte: »Also, ich würde gern Kurse geben und Menschen beraten, hinsichtlich ayurvedischer Ernährung. Massagen würde ich gern anbieten. Ich habe auch schon einige Ausbildungen dazu gemacht und Erfahrungen gesammelt.« Ihre Augen leuchteten, als sie das sagte. Doch im nächsten Moment erlosch das Licht in ihren Augen. »Aber ich kann doch meinen Beruf nicht aufgeben und mich selbstständig machen.« Sie schüttelte heftig den Kopf. »Das ist viel zu riskant in meinem Alter. Nachher klappt das nicht und dann stehe ich da ...«

5

»Ich bin viel zu alt für einen Neustart« – das ist eine Aussage, die ich öfter höre. Die (vermeintliche) Sicherheit aufgeben und ein Risiko eingehen? Das ist tatsächlich nicht einfach. Frau R. hatte Glück. In unserem Seminar fand sie den geschützten Raum, den sie brauchte und wir konnten sie intensiv betreuen. Sie erarbeitete ein Stärken-/Schwächen-Profil, klärte ab, wo ihre Ängste lagen und schrieb einen Businessplan:

1. Recherche betreiben: Welche ähnlichen Angebote gibt es in meiner Stadt?
2. Konzept schreiben mit der Fragestellung: »Warum ist gerade mein Angebot das Beste?« – »Was unterscheidet mich von anderen Anbietern?«
3. Freunde einweihen und um Hilfe bitten
4. Konkrete Überlegungen: »Kann ich die Stelle zunächst einmal kürzen? Dann muss ich nicht gleich alles aufgeben.« (Frau R. erkannte verblüfft, dass sie immer nur an eine Kündigung gedacht hatte)
5. Klärung: »Habe ich Rücklagen?«
6. Kenne ich jemanden im Bekannten- oder Freundeskreis, der Ahnung von Betriebswirtschaft hat?
7. Was will ich und was kann ich investieren? (Zeit und auch Geld)
8. Flyer mit einer persönlichen Note entwickeln
9. Räumlichkeiten erkunden

Am Ende all dieser Fragen war Frau R. sehr viel sicherer bezüglich ihres Wunsches und sagte: »Warum eigentlich nicht? Wenn ich es jetzt nicht wage, dann mache ich es wohl nie!«

Sieben Wochen später schickte sie mir eine Mail:

»Liebe Frau Koslowski,

als ich aus Ihrem Seminar ging, war ich ganz beflügelt und voller Tatendrang. Zu Hause habe ich mich hingesetzt und meine ganzen Ideen aufgeschrieben. Am nächsten Tag war ich jedoch wieder völlig unsicher und habe gedacht: »Blödsinn, in deinem Alter!« Ein paar Tage habe ich schon benötigt und mich dann mit der Frage beschäftigt, die Sie mir im Seminar gestellt haben: »Was mache ich anders als andere?« Und dann habe ich für mich Folgendes aufgeschrieben:

- *Ich habe viel Berufserfahrung und durch meinen Beruf schon einmal ein gesundes Nähe-Distanz-Verhältnis zu Menschen und Krankheiten.*
- *Ich bin empathisch.*
- *Ich kann kommunizieren und auf andere Menschen zugehen.*
- *Ich habe gelernt, auch in schwierigen Situationen ruhig zu bleiben.*
- *Ich kann gut organisieren.*
- *In meinem Freundeskreis sind Menschen, die an mich glauben.*
- *Ich habe Netzwerke.*
- *Ich habe einen sicheren Beruf (wenn es überhaupt nicht klappt, bin ich abgesichert, dadurch habe ich eine andere Gelassenheit).*
- *In meinem Beruf als Krankenschwester habe ich gelernt zuzuhören.*
- *Ich bin ein leidenschaftlicher Mensch – für mich eine ganz wichtige Voraussetzung –wenn ich etwas anfange, lasse ich mich nicht gleich entmutigen.*

All diese Aussagen habe ich niedergeschrieben und dann noch einmal darüber nachgedacht und das Ganze zwei Tage wirken lassen. Aber dann wurde ich aktiv: Zunächst habe ich mit unserer Geschäftsleitung gesprochen und in meinem Team geklärt, dass ich meine Stelle gerne auf 70 Prozent reduzieren möchte (die waren nicht so ganz begeistert, aber ich habe mich nicht entmutigen lassen).

Einen Tag später habe ich eine Freundin, die eine Yogaschule hat, gefragt, ob ich an zwei Tagen Räumlichkeiten bei ihr anmieten könnte. Sie war sehr begeistert und wir haben einen Mietvertrag entworfen, der für alle Beteiligten zufriedenstellend war.

An meinen Flyern habe ich lange gesessen und war sehr stolz, als ich die ersten Flyer vom Copyshop abgeholt habe. Dann hieß es Werbung machen, im Freundes- und Bekanntenkreis. Ich habe in verschiedenen Geschäften gefragt, ob ich meine Flyer auslegen darf. Inzwischen habe ich mehrere Anmeldungen – auch von Menschen, die nur über Mundpropaganda von mir gehört haben.

Ich bin schon ein wenig stolz auf mich, besonders, dass ich es gewagt habe. Der Anfang ist gemacht und nun werde ich schauen, wie es weiterläuft. Aber was ich Ihnen eigentlich sagen wollte: Sie haben mir gezeigt, dass ein Mensch nicht zu alt ist für eine neue Idee, sondern dass es Sinn macht, einmal seine Komfortzone zu verlassen und etwas Neues auszuprobieren und daran zu glauben und dafür möchte ich Ihnen noch einmal ganz herzlich Danke sagen.«

5

Diese Mail habe ich öfter gelesen und bin immer noch beeindruckt. Auch hier war ich nur der zündende Funke. Alle Ideen und Träume hatte Frau R. bereits in sich, außerdem besaß sie Fachkompetenz durch verschiedene Ausbildungen. Frau R. hat sich mit ihren Stärken, Potenzialen, aber auch mit Hindernissen bzw. Schwächen intensiv auseinandergesetzt und zwar schriftlich. Sie hat sich Zeit genommen, sich ihren Ängsten gestellt und dann einen Plan entwickelt und diesen der Reihe nach abgearbeitet, um ans Ziel zu kommen.

Ich bin der festen Überzeugung, dass Frau R. erfolgreich sein wird. Das Entscheidende ist, dass sie den Mut gehabt und sich auf den Weg gemacht hat. Sie ist ein vermeintliches Risiko eingegangen. Egal, wie es ausgehen wird, Frau R. hat sich bewegt, beweist Flexibilität, vertraut auf ihre Fähigkeiten und Talente. Sie traut sich etwas zu, veränderte ihre Einstellung. Dadurch bekommt Frau R. ein Gefühl von innerer Stärke und mehr Selbstbewusstsein.

Sie erlebt sich in einer Situation, in der sie Entscheidungen treffen muss. Frau R. verharrt nicht in einer Opferhaltung, sondern handelt aktiv und selbstverantwortlich und ist bereit, etwas an ihrer Lage, an ihrer Situation zu verändern. Das bedeutet, sie ist bereit, etwas Neues zu wagen und hinzuzulernen. Genau das ist Resilienz!

Fazit ▸   **Resiliente Menschen ...**

sammeln neue Fertigkeiten, Erfahrungen und verändern daraufhin ihre Lebenseinstellung. Je umfangreicher diese Erfahrungen sind, desto sicherer, aber auch flexibler wird ein resilienter Mensch im Umgang mit kritischen Situationen. Das bedeutet, er reagiert sicherer und traut sich Dinge zu. Resiliente Menschen bauen auf ihren Erfahrungsschatz und sind mutig genug, Neues auszuprobieren!

5.1.10   Lernen Sie aus Ihren Fehlern

Wir ziehen oft falsche Schlussfolgerungen aus unseren Fehlern: Wir entschließen uns, in Zukunft ähnliche Situationen zu vermeiden. Dabei gehören Fehler zu unserem Leben! Wir tun also gut daran, Fehler als notwendigen »Übergang« einzuordnen. Das gelingt Ihnen dann, wenn Sie den Fehler einzig auf die entsprechende Situation beziehen, anstelle ihn zu verallgemeinern (»Ich bin **immer** ...«).

Tipp
Geben Sie zu, dass Sie einen Fehler gemacht haben, aber verurteilen Sie sich nicht dafür. Geben Sie sich stattdessen zwei Tage Zeit, um in Ruhe die Situation zu überdenken. Treffen Sie nicht aus lauter Angst unwiderrufliche Entscheidungen (»Ich werde **nie wieder** ...«), sondern nehmen Sie sich die Zeit, zwei Tage darüber nachzudenken, was Sie aus einem Fehler lernen können.

Diese Regel hat z. B. Herrn N. gut geholfen. Er erzählte uns in einem 50+-Seminar, dass er sich in den letzten Wochen kaum konzentrieren konnte. Außerdem seien seine jüngeren Kollegen viel schneller »und oft frage ich mich, wie lange ich das noch schaffe! In der letzten Woche habe ich beim

Tablettenstellen gemerkt, dass ich bei einem Patienten eine Tablette nicht in die Mittags-Medikation gestellt habe.

Ich war sehr bestürzt, so etwas ist mir noch nie zuvor passiert! Aber ich muss zugeben: Wenn mich Patienten um etwas bitten, vergesse ich häufiger, was sie von mir wollten. Mir ist das unendlich peinlich und ich hinterfrage mich jeden Tag aufs Neue. Der Patient steht doch im Mittelpunkt meines Tuns. Was soll ich nur machen? Mir sind diese Fehler unangenehm und ich mag das im Team gar nicht ansprechen. Mir fällt es generell schwer, Fehler zuzugeben.«

5

Es tat Herrn N. gut zu merken, dass auch die anderen Teilnehmer durchaus solche Fehler schon erlebt haben. Es entbrannte eine Diskussion darüber, wie man mit Fehlern umgeht und eine Teilnehmerin sagte: »Für mich hat es mit Haltung zu tun. Wenn ich im Unrecht bin oder einen Fehler gemacht habe, dann sollte ich dazu stehen. Kein Mensch ist fehlerfrei.«

Herr N., das war klar, würde das gern genauso sehen, aber: »Ich bin in einer Familie groß geworden, wo man keine Fehler machen durfte. Hatte ich etwas vergessen oder Fehler gemacht, wurde ich mit Missachtung gestraft oder in mein Zimmer geschickt. Darum fällt es mir mein ganzes Leben lang schon schwer, Fehler einzugestehen. Ich habe Angst vor den Konsequenzen.«

Was Herr N. berichtet, haben viele Menschen von uns erlebt. Fehler wurden ihnen nicht verziehen, sondern hart bestraft. In diesen engen Denk- und Handlungsmustern befinden sich viele Menschen. Doch es gibt einen Weg hinaus: **Akzeptieren, was unvermeidbar ist.**

Wir müssen akzeptieren, dass Fehler passieren und dass sie Konsequenzen haben können. Aber Fehler haben auch einen Nutzen. Herr N. konnte sich der Frage stellen: »Welchen Nutzen habe ich, wenn ich einen Fehler zugebe?«

- Er würde Kollegen erleben, wie die Teilnehmer im Seminar, die beeindruckt sind, dass er ehrlich einen Fehler zugibt.
- Er würde ein Vorbild für jüngere Kollegen sein – denn auch die machen Fehler!
- Er würde stolz auf sich sein, weil er offen mit einem Fehler umgegangen ist.

Dadurch entstehen ganz andere Emotionen: Stärke, Stolz und Freude.

> **Fazit**   **Resiliente Menschen ...**
>
> erleben Situationen nicht als weniger belastend, doch sie nehmen Ereignisse bewusster wahr und lassen den angenehmen Emotionen mehr Platz in ihrem Leben.

5.1.11 Genießen Sie das Gefühl des Glücks und der Dankbarkeit

Im Kurs machten wir noch eine Übung, bei der Herr N. einen Zettel auf den Rücken bekam. 15 Teilnehmer schrieben darauf, was sie an Herrn N. schätzten: Ehrlichkeit, die Ruhe, die er ausstrahlt, guter Zuhörer, seine Genauigkeit, sein Pflegeverständnis, die Kollegialität, sein Umgangston, Fürsorge für andere Teilnehmer, Geduld, Höflichkeit, Wärme, Empathie.
Herr N. war sehr gerührt und konnte kaum glauben, dass andere Menschen ihn so wahrnahmen. Er wirkte gleich optimistischer und erzählte von positiven Situationen und Erfolgsgeschichten aus seiner täglichen Arbeit.

Info
Die Wertschätzung der eigenen Person ist bei resilienten Menschen höher ausgeprägt. Sie haben eine positive Selbstwahrnehmung. Das macht sie unabhängiger von der Wertschätzung und Anerkennung durch andere. Resiliente Menschen bewerten sich selbst positiv und sind sich ihrer Fertig- und Fähigkeiten bewusst.

Nicht immer gibt es um Sie herum Menschen, die Ihnen solche Zuschreibungen auf den Rücken schreiben. Aber das muss auch gar nicht sein. Ich führe z. B. seit gut zehn Jahren ein Glücks- und Dankbarkeitsbuch. Jeden Tag schreibe ich zehn Punkte auf, die mich glücklich gemacht haben, oder für die ich besonders dankbar bin:

- für offene Seminarteilnehmer, von denen ich immer etwas lerne,
- für das morgendliche Vogelgezwitscher,
- dass es keinen Stau auf dem Weg zur Arbeit gab,
- dass ich unfallfrei angekommen bin,
- für das freundliche Gespräch an der Tankstelle,
- für nette Menschen beim abendlichen Sport,
- für meine Kinder,
- für das Gespräch mit meinem Enkelsohn,
- für eine tolle Yogastunde,
- für meine Nachbarin und eine kleine Auszeit bei einer Tasse Kaffee,
- dass ich atmen kann,
- dass ich nicht so lange beim Einkaufen warten musste,
- für ein nettes Gespräch mit einer Seniorin, als ich auf den Einrichtungs-leiter gewartet habe,
- für einen Samstag, an dem ich auf dem Wochenmarkt bummeln kann,
- für ein schönes Wochenende mit Kindern, Schwiegerkindern und Enkel-kind,
- über ein Kurzwochenende am Meer,
- für tolle Trainer und Mitarbeiter,
- dass ich gesund bin.

5

Durch dieses Glücks- oder Dankbarkeitsbuch veränderten sich meine Ge-danken. Ich habe gemerkt, dass ich viel mehr positive Erinnerungen und Gedanken habe als früher. Aber es geht noch um mehr: Wenn ich auf meine Erfolge schaue, auf die positiven Ergebnisse, die ich erzielt habe, dann wer-de ich mir auch meiner Kompetenzen bewusst. Ich kann meinen Fähigkei-ten vertrauen. Ich bin selbstwirksam!

 Übung

Versuchen Sie einmal, eine Woche lang Gefühle wie Dankbarkeit oder Glück aufzuschreiben. Setzen Sie sich einfach am Ende des Tages hin und schreiben Sie, was Sie an diesem Tag glücklich gemacht hat, wofür Sie dankbar sind. Sie werden sehen: Da kommt eine Menge zusammen!

5.1.12   Seien Sie offen

Neigen Sie auch dazu, unangenehme Gefühle zu verleugnen und zu verdrängen, weil Sie glauben, dass Ärger und Schmerz an Macht gewinnen, wenn Sie sie vor sich selbst oder anderen eingestehen?

Das Gegenteil ist jedoch der Fall: Wenn Sie sich ein unangenehmes Gefühl eingestehen und darüber sprechen, bauen Sie Spannung ab und fühlen sich besser. Das Eingeständnis »schlechter Gefühle« heißt ja nicht, dass Sie sofort etwas dagegen tun müssen. Es unterdrückt sogar den Impuls, überstürzt zu handeln und dadurch die Sache eventuell noch zu verschlimmern. Sich zu öffnen wirkt befreiend.

Im Pflegealltag gibt es oft Situationen, in denen sich viele Pflegekräfte nicht trauen, einfach ehrlich ihre Gefühle zu benennen. Durch all die täglichen Herausforderungen kommen Pflegende oft an ihre Grenzen, fühlen sich hilflos, wütend oder absolut gestresst. Ich weiß von vielen Pflegekräften, dass sie manchmal Gefühle und Gedanken haben, die sie nicht wagen, offen auszusprechen.

Dann erzähle ich, welche Gedanken ich manchmal hatte, wenn ich an Grenzen gestoßen bin: »An manchen Tagen, wenn derselbe Patient zum 15. Mal klingelte, ging ich zwar hin, aber ich dachte: »Den ,tacker' ich doch gleich an die Wand!« Vor dem Zimmer habe ich innegehalten und gedacht: »Er kann doch nichts dafür. Ihm ist wahrscheinlich langweilig, er möchte kommunizieren« und habe dreimal tief durchgeatmet. Danach konnte ich mich wieder freundlich auf den Patienten einlassen.

Bei anderen belastenden Situationen ging ich ins Schwesternzimmer, schloss nachdrücklich die Tür und sagte zu meinen Kollegen: »Den Herrn S. könnte ich heute unangespitzt ...« Es war sehr hilfreich, keine Fassade zu zeigen und die Rückmeldung zu bekommen: »Mensch, wir empfinden das genauso!« Damit wurde ich bestätigt, dass ich mit meinem Denken und meiner Belastung nicht allein da stand. Hätten meine Kollegen mich aber entgeistert angeguckt, hätte ich gewusst, dass nur ich einen gewissen Herrn S. als überaus nervig empfand. Für diese Rückmeldung wäre ich auch dankbar gewesen – und auch dafür, dass eine Kollegin anbot, mit mir zu tauschen.«

Wenn ich diese Geschichte erzähle, sind viele Teilnehmer sehr erstaunt, dass ich das offen und ehrlich zugebe. Eine Teilnehmerin sagte: »Ja, aber so etwas offen zu denken, das passt doch nicht in unsere Pflegephilosophie.« Da hat sie sicherlich Recht. Aber wir alle sind Menschen, die Gefühle haben und Belastungsgrenzen.

> **Beispiel**   »Es tat mir gut, keine Fassade zeigen zu müssen!«   5
>
> Eine Teilnehmerin berichtete uns: »Ein Patient war sehr unruhig und hielt mich die ganze Nacht auf Trab. Ich hatte aber noch viele Infusionen anzuhängen und musste mich um 25 andere Patienten kümmern. Innerlich wurde ich so wütend, dass ich auf dem Weg zu dem Patienten erst mal innehielt. Ich wusste, ich konnte nicht in dieses Zimmer gehe, sonst würde ich explodieren. Also rief ich die Hauptnachtwache und schilderte meine Situation. Meine Kollegin war sehr verständnisvoll und kam sofort auf die Station. Es tat mir gut, keine Fassade zeigen zu müssen, sondern einfach ehrlich meine Gefühle zu schildern. Ich sehe das als große Stärke und nicht als Schwäche. Ich habe daraus gelernt.«
> Ich beglückwünschte die Teilnehmerin zu ihrer Einstellung. Pflegekräfte sind »auch Menschen« und müssen nicht nur funktionieren! Sie hat den Mut gehabt und gemerkt, dass die Situation mit dem Patienten sehr belastend ist und um Hilfe gebeten.

Die Teilnehmerin hat tatsächlich etwas sehr Beeindruckendes gemacht: Sie war sehr ehrlich zu sich selbst, reflektierte die Situation und bat um Hilfe. Diese Offenheit ist bemerkenswert. Oft erlebe ich Teilnehmer im Seminar, die sich Situationen aussetzen und an ihre Grenzen stoßen. Sich selbst zu spüren, zu lieben und auch einzugestehen, dass eine Grenze erreicht ist, eine Situation uns überfordert, bedeutet, ehrlich zu sich selbst zu sein und sich zu öffnen. Das ist eine große Fähigkeit.

Tipp
Werden Sie offener! Diese Offenheit können Sie erreichen, wenn Sie
sich bewusst machen, dass Offenheit ein Schutzfaktor ist, der Sie
davor bewahrt, sich zu überschätzen. Mit dieser Offenheit bewahren
Sie sich selbst davor, in kritischen Situationen zusammenzubrechen.
Sie erkennen außerdem, in welchen Situationen Sie besonders
anfällig sind. Diese Offenheit und das Erkennen können Sie z. B. in
Schulungen und Fortbildungen erlernen. Es gibt viele Seminarange-
bote, die Ihnen helfen, Ihre Resilienz zu stärken.

Positive neue Wege zu gehen kann man lernen. Sie können Ihre Grundhaltung positiv beeinflussen, durch Eigenreflexion und Übungen. Die Stärkung
der eigenen Resilienz hilft Ihnen, aus Situationen gestärkt herauszugehen
und sich selbst besser kennenzulernen. Das passiert allerdings nicht an
einem Tag. Es braucht Wochen, bis sich ein neues Muster festigt.

5.1.13   Machen Sie Schluss mit dem Selbstmitleid

Jeder von uns findet bestimmt genug Gründe und Möglichkeiten, sich einmal ausführlich selbst zu bedauern. Ich meine das ganz ernst: Sie dürfen
sich durchaus genügend Raum geben, um sich zu öffnen und einmal kräftig
zu jammern. Doch das darf nicht zu einem Handlungsmuster werden. Wer
sich ausdauernd selbst bemitleidet, schadet sich und auch den nächsten
Menschen in seiner Umgebung.

Als vorübergehendes Hilfsmittel kann Selbstmitleid aber durchaus tröstlich
sein. Es hilft, unseren Schmerz zu lindern. Letztendlich zehrt aber andau-
erndes Selbstmitleid an unseren Kräften, die wir besser für eine Neuorientierung einsetzen könnten. Versuchen Sie, Ihr Selbstmitleid dosiert einzu-
setzen und beenden Sie es auch wieder, indem Sie z. B. etwas für jemanden
tun, dem es schlechter geht als Ihnen, oder indem Sie aufschreiben, wofür

Sie dankbar sind. Die folgende Übung kann Ihnen dabei helfen, den Weg aus dem Selbstmitleid zu finden.

 ### Übung

Wählen Sie eine Eigenschaft aus, die Sie an sich nicht mögen und deuten Sie diese einmal um. Versuchen Sie einen Perspektivwechsel. Wenn Sie sich z. B. geärgert haben, dass Sie wieder einmal »Ja« gesagt haben oder mit Arbeit überhäuft wurden, sagen Sie sich: »Ja klar, ohne mich würde diese Station ja auch nicht laufen!« In diesem Moment stärken Sie Ihre Selbstwertschätzung!

5

6 So trainieren Sie die Kraft der Selbstbehauptung

Der erste Schritt, Selbstbehauptung zu trainieren, ist es, zum guten Freund für sich selbst zu werden. Alle Eigenschaften, die ein guter Freund aufweist, sind Eigenschaften, die wir uns von einem nahestehenden Menschen wünschen. Dieser Mensch tut uns gut. Er gibt uns Kraft. Wir sind gern mit ihm zusammen, können miteinander lachen und auf seine Hilfe bauen, wenn wir sie brauchen.

Ich bin davon überzeugt, liebe Leserinnen und Leser, dass Sie für andere Menschen solch ein guter Freund sind und viele dieser Eigenschaften besitzen. Sie alle geben sehr viel für Menschen, die Ihnen nahestehen. Doch sind Sie sich selbst ein guter Freund? Wenn Sie sich selbst annehmen, achten, lieben, Rücksicht nehmen auf sich, sich verzeihen können, sich aufmerksam zuhören (z. B. »Was sagt mir mein Körper?«), sich selbst ermutigen usw., dann trainieren Sie Ihre Selbstbehauptung. Durch dieses Training werden Sie resilient, was wiederum bedeutet, dass Krisen und Stresssituationen Sie nicht mehr so schnell aus der Bahn werfen!

Übung

Welche Eigenschaft sollte Ihr bester Freund besitzen? Schreiben Sie alle Merkmale, Denk- und Verhaltensweisen dieser Person auf. (Die folgende Liste hilft Ihnen dabei).

Mein bester Freund:
- akzeptiert mich, so wie ich bin;
- unterstützt mich in jeder Situation;
- spricht mir Mut zu;
- übt Kritik an mir, ohne mich zu verletzen;
- nimmt Rücksicht auf mich;
- nimmt mich ernst;
- ist ehrlich zu mir;
- verzeiht mir meine Fehler ;
- hört mir aufmerksam zu.

So soll mein bester Freund sein:

6

_____

Stellen Sie jetzt fest, wie viel von dem, was Sie von Ihrem besten Freund erwarten, Sie sich auch selbst geben könnten:

_____

Vergleichen Sie nun beide Listen:
- Gibt es Dinge, die Sie gern von einem Freund erhalten würden, sich jedoch nicht selbst geben können?
- Welche Dinge sind das?
- Was macht es so schwierig?
- Könnte es weit mehr Möglichkeiten geben, sich selbst zu unterstützen?
- Wie könnte dies aussehen?

Fazit **Sie selbst …**

sind der einzige Mensch, der genau weiß, was er braucht!

6.1   Üben Sie positive Selbsteinreden

Sich selbst positiv bewerten zu können, ist eine erlernbare Fähigkeit, die zu mehr psychischer Gesundheit führt. Negative Selbsteinreden hingegen schwächt Ihre Psyche erheblich. In der Psychologie wird die Fähigkeit, sich selbst positiv zu bewerten, »Affirmation« genannt; dies bedeutet jedoch nicht, dass die eigenen Schwächen unter den Teppich gekehrt werden. Erst, wenn Sie sich möglicher Mängel bewusst sind, können Sie diese auch bearbeiten und schließlich in Stärken verwandeln.

Negative Selbsteinreden sind sehr verbreitet; sie machen sich vor allem bemerkbar im Ausdruck eines schwachen Selbstbewusstseins und einer permanenten Selbstverurteilung. Viele Menschen sehen sich auch heute – im Erwachsenenalter – noch immer mit den Augen ihrer einstigen Bezugspersonen. Sie wenden auf sich selbst an, was diese über sie gedacht oder gesagt haben: negative Kritik, Nörgelei, Herabsetzung oder Spötteleien. Ein einziger Fehler wird zum Versagertum der ganzen Person aufgebauscht, ein einzelnes (Fehl-)verhalten als allgemein gültig betrachtet.

Tipp

Mit negativen Selbsteinreden tun Sie nicht nur sich selbst Unrecht, sondern ebenso Ihrer Umwelt. Lernen Sie stattdessen, sich selbst zu schätzen!

Übung 1

1. Führen Sie eine Woche lang Protokoll über jede negative Selbsteinrede – es verschafft Ihnen eine Klarheit, mit der Sie arbeiten können.
2. Versuchen Sie, bei jeder Herabsetzung herauszufinden, wer oder was diese ausgelöst hat – und welches Ereignis, welche Person sie begründet hat. Schreiben Sie dies auf.
3. Nehmen Sie jeden Gedanken kritisch in Augenschein. Z. B. »Ich bin ja so blöd!« – Sind Sie grundsätzlich »blöd« oder gibt es auch Situationen, in denen Sie sich als klug erwiesen haben? Bestimmt überwiegt das Letztere!
4. Gänzlich zum Schweigen bringen werden Sie Ihren inneren Kritiker wohl nicht – aber Sie können ihn so verändern, dass er Ihnen behilflich ist: »Manchmal mag ich »blöd« sein, aber keiner macht **immer** alles richtig!«

Was Sie aus Ihrem Protokoll schließlich an positiven Selbsteinreden gewonnen haben, können Sie auf kleine Zettel schreiben und für Sie jederzeit sichtbar anbringen; so haben Sie die Chance, sich sozusagen »umzuprogrammieren«.

6

 Übung 2

Schreiben Sie einen Brief an sich selbst, so als wären Sie Ihr größter Bewunderer. Es geht dabei nicht nur um das, was Sie können, sondern um das, was Sie sind. Führen Sie Ihre positiven Eigenschaften auf (z. B. zuverlässig, humorvoll, einfühlsam, geduldig, tolerant, großzügig, ein guter Freund, strebsam, ausdauernd usw.)
So ein Brief mag Ihnen schwerfallen, gemäß dem Motto »Eigenlob stinkt«, das ist jedoch falsch: Wir kritisieren uns viel zu oft und loben uns zu wenig.
Es mag etwas makaber klingen, ist aber sehr hilfreich: Stellen Sie sich vor, Sie müssten Ihren eigenen Nachruf schreiben, in dem vorkommen soll, was bemerkenswert und gut an Ihnen war ...

6.2 Vergleichen Sie sich nicht mit anderen

Vergleichende Aussagen aus der Vergangenheit, z. B. »Warum kannst du nicht sein, wie ...?«, haben vielleicht Ihr kindliches Fazit: »Die anderen sind immer besser als ich!« festgelegt. Halten Sie sich jedoch immer wieder vor Augen, dass man Sie mit niemand anderem vergleichen kann, weil Sie **einmalig** sind.

Sie haben richtig gelesen: Sie sind einmalig. Oft vergleichen wir uns mit anderen Menschen, fragen uns, warum die Kollegin so eine offene Art den Angehörigen gegenüber hat, warum die andere Kollegin besser aussieht. Wir vergleichen uns mit Prominenten und sind unzufrieden, was wiederum unseren Selbstwert angreift und unser Selbstbewusstsein schwächt. Darum ist es so fatal, sich immer mit anderen zu vergleichen.

Viele meiner Seminarteilnehmer haben Dinge gehört, wie: »Das schaffst du nie, die ... kann das viel besser.« – »Nimm dir mal ein Beispiel an dem Nachbarsmädchen.« usw. Diese Vergleiche sitzen tief und haben bei vielen Menschen, die so etwas immer und immer wieder erleben mussten, das Selbstbewusstsein geradezu untergraben (▶ Kap. 2.5).

Eine kleine Übung möchte ich Ihnen hier gleich geben.

 Übung

Schreiben Sie auf, was Sie an sich mögen. Vielleicht mögen Sie Ihre Beine, Ihre Füße, Ihr Lachen, Ihre Augen, Ihren Mund.

1. Fragen Sie Ihre Freundin oder Ihren Freund, was sie/er an Ihnen mag oder schätzt.
2. Schauen Sie nun auf Körperteile, die Ihnen nicht gefallen. (Ich habe auch lange gebraucht, um meine – meiner Meinung nach – zu kräftigen Oberschenkel anzunehmen. Auf meiner Liste waren sie die einzig negativen Merkmale. Inzwischen habe ich sie akzeptiert. In Situationen, in denen ich meine Beine benötige, halte ich kurz inne und bin dankbar für meine Beine, z. B. beim Schwimmen oder Laufen. Wenn ich mir in

diesen Momenten bewusst mache, wofür welche Körperteile gut sind und ich dafür dankbar bin, kann ich diese annehmen.)

3. Vergleichen Sie sich nicht mit den Prominenten in der Klatschpresse. Die Fotos sind extrem aufgehübscht. Niemand – auch diese Prominenten – sieht in Wirklichkeit so gut, so glatt, so faltenfrei und alterslos aus!

4. Seien Sie dankbar für Ihr gesundes Aussehen, für rote Wangen, für Ihre natürliche Ausstrahlung. Sie benötigen kein Makeup, keine Retuschen, keine besonderen Markenartikel. Oft ist es hilfreich, Kleidung zu tragen, in der Sie sich wohl fühlen, das gibt Ihnen ein ganz anderes Körpergefühl und damit auch Selbstsicherheit.

5. Selbstsichere Menschen, die sich so annehmen und sich selbst lieben, besitzen eine andere Körperspannung. Stellen Sie sich einmal vor den Spiegel und vergegenwärtigen Sie eine Situation, in der Sie sich gefürchtet haben. Straffen Sie dann Ihre Schultern und bringen Sie Spannung in jede Zelle. Sie werden spüren, dass sich Ihr Körpergefühl verändert und Sie sich viel selbstbewusster erleben. Üben Sie das jeden Tag und seien Sie sich Ihres Körpers bewusst.

6

| *Fazit* | **Resiliente Menschen ...** |

können sich annehmen und benötigen keinen Vergleich mit anderen!

6.3 Betreiben Sie Gedanken-Stopps

Jedes Mal, wenn Sie bemerken, dass Sie abfällig über sich selbst denken oder sich mit anderen vergleichen, sagen Sie (laut oder im Geiste): »STOPP!« Stellen Sie sich dazu ein Bild vor, etwa eine rote Ampel oder ein Stoppschild. Sie können ebenso körperliche Reize, z. B. »Kneifen«, anwenden. Auch wenn es Ihnen ein wenig ungewöhnlich erscheint – Sie werden merken, dass diese Methode Wirkung zeigt.

6.4 Arbeiten Sie an Ihren sozialen Ängsten

Wie kann man soziale Ängstlichkeit (bzw. die eigene Schüchternheit) abbauen? Das Prinzip besteht darin, in Situationen, die Sie eigentlich vermeiden wollen und in denen Sie sich unbehaglich fühlen, positive Erfahrungen zu sammeln. Diese wirken als Verstärker und führen letztendlich dazu, dass das Verhalten, mit dem Sie positive Erfahrungen gemacht haben, wiederholt wird.

Info

Hinweise zur folgenden Übung:
- Beginnen Sie mit der für Sie einfachsten Aufgabe.
- Wenige Aufgaben genügen für den Anfang.
- Nutzen Sie vor den Aufgaben Entspannungstechniken (▶ Kap. 6.8)
- Machen Sie sich Mut durch positive Selbsteinreden.
- Üben Sie durch ein laut ausgesprochenes Rollenspiel.
- Orientieren Sie sich am Verhalten anderer in ähnlichen Situationen, wenn dieses positive Reaktionen hervorruft (z. B. Freundlichkeit, Lächeln oder Zuwendung).

 Übung

- Rufen Sie die Telefonauskunft an und fragen Sie nach einer Telefonnummer; bedanken Sie sich anschließend.
- Fragen Sie telefonisch nach den Anfangszeiten von Kinofilmen.
- Rufen Sie ein Kaufhaus an und fragen Sie, ob der Preis für eine Ware, den Sie zuvor in einer Anzeige gelesen haben, noch stimmt.
- Beginnen Sie eine Unterhaltung mit fremden Menschen (z. B. im Supermarkt, im Wartezimmer oder im Park).
- Eröffnen Sie das Gespräch so, dass der Angesprochene aus seinen eigenen Kenntnissen berichten kann (z. B. »Würden Sie dieses empfehlen?«).

- Machen Sie jemandem ein kleines Kompliment.
- Fragen Sie andere Menschen um Rat.
- Bieten Sie jemandem Ihre Hilfe an.
- Nehmen Sie in Gesprächen stets Blickkontakt auf und lächeln Sie.

6.5   Trainieren Sie die Selbstbehauptung

Selbstbehauptung hat zwei Aspekte. Der erste Aspekt bezieht sich auf eine Situation, in der Sie eine berechtigte Forderung an jemand anderen stellen müssen:

Erster Aspekt
Wenn Sie eine Forderung erfolgreich durchsetzen wollen, müssen Sie einige Bedingungen beachten:
- Die Forderung sollte ruhig und sachlich, aber auch nachdrücklich vorgebracht werden.
- Sie darf andere nicht verletzen.
- Sie muss klar und deutlich geäußert werden

Es kann sein, dass das, was Sie für berechtigt halten, von anderen nicht so gesehen wird. Deshalb sollten Sie vor dem Aussprechen einer Forderung sicher sein, ob Sie wirklich im Recht sind. Jedoch gibt es auch einige Rechte, die Ihnen sozusagen zur freien Entfaltung Ihrer Persönlichkeit zustehen (und die Sie auch anderen Personen einräumen sollten):
- Sie brauchen Ihr Verhalten nicht zu entschuldigen.
- Sie haben das Recht, Ihre Meinung zu ändern.
- Sie dürfen Fehler machen.
- Sie können nicht alles wissen.

Zweiter Aspekt
Der zweite Aspekt der Selbstbehauptung besteht darin, anderen etwas abzuschlagen. Oft fällt es schwer, anderen etwas zu verweigern, weil man sich später schuldig fühlt. Selbstverständlich sollten Sie die berechtigten Forderungen anderer erfüllen, denn sonst können Sie kaum erwarten, dass man

Ihren eigenen Ansprüchen nachkommt. Aber unberechtigte Wünsche anderer dürfen Sie ablehnen.

- Ein Bekannter bemerkt, dass Sie in die Stadt fahren wollen, und fragt, ob Sie ein Paket zur Post bringen können. Sie haben es eilig und der Umweg zur Post könnte Sie in Zeitnot bringen. In dieser Situation können Sie den Wunsch ruhig abschlagen.
- Ein Kollege fragt Sie, ob Sie ihm einen Teil seiner Arbeit abnehmen könnten, weil er sich einen halben Tag freinehmen möchte, um einzukaufen. Wenn Sie selbst genug zu tun haben, besteht kein Anlass, diesem Wunsch nachzukommen.

6.5.1   Reaktionstest

In der folgenden Tabelle finden Sie Aussagen aus dem Alltagsleben. Auf jede Situation gibt es eine Reaktion. In die rechte Spalte können Sie eintragen, wie Sie die Reaktion empfunden haben:

- Wenn Ihnen die Reaktion sehr selbstsicher vorkommt, tragen Sie bitte ein **S** in die letzte Spalte ein.
- Empfinden Sie die Reaktion als aggressiv, tragen Sie dort bitte ein **A** ein.
- Empfinden Sie die Reaktion als ein unsicheres Verhalten an, dann bitte ein **U** in der letzten Spalte eintragen.

Lesen Sie sich die einzelnen Aussagen bzw. die Situationen in Ruhe durch und dann die Reaktion darauf!

Tab. 5: Situationen und Reaktionen

	Situation	Reaktion	A/U/S
1	An der Tankstelle, an der Sie häufig Kunde sind, hat ein Tankwart es versäumt, nach dem Tankvorgang die Verschlusskappe wieder auf Ihren Tank zu schrauben. Sie bemerken dies, fahren zurück und sagen:	»Einer von Euch Jungs hat doch glatt vergessen, die Verschlusskappe wieder auf meinen Tank zu schrauben. Ich möchte das sofort geändert haben. Falls Sie sie nicht wiederfinden, hat einer von Ihnen mir diese zu ersetzen.«	

	Situation	Reaktion	A/U/S
2	Eine Ehefrau teilt ihrem Mann mit, dass sie gern ihre Berufsausbildung beenden möchte. Dieser ist aber gar nicht dafür, dass sie weiterstudiert (o. ä.) und sagt:	»Warum willst du denn das alles tun? Du weißt doch, dass du gar nicht fähig bist, diese Extrabelastung noch zu verkraften.«	
3	Sie tun sich ziemlich schwer damit, einen Bericht zu schreiben und wissen nicht genau, welche Informationen Sie dafür noch benötigen und wo Sie sie bekommen könnten. Sie sagen zu sich selbst:	»Ich bin doch einfach blöd; ich weiß überhaupt nicht, wo ich anfangen soll oder wie ich weitermachen kann.«	
4	Ihre Nachbarin (und Freundin) teilt Ihnen im Weggehen mit, dass sie einem Freund versprochen habe, Sie würden ihn heute Abend noch vom Flughafen abholen. Darauf sagen Sie:	»Du hast vielleicht Nerven, mich einfach festzunageln – ohne mich vorher zu fragen. Das gibt's überhaupt nicht! Ich fahre heute nicht zum Flughafen – lass ihn doch ein Taxi nehmen, wie jeder andere das auch machen würde.«	
5	Sie sind Teilnehmer einer Ausschusssitzung, unter sieben männlichen Kollegen sind Sie die einzige Frau. Zu Beginn der Sitzung bittet Sie der Vorsitzende, heute das Protokoll zu führen. Sie antworten:	»Nein, also wissen Sie, das stinkt mir einfach, hier den Protokollführer zu machen, nur weil ich die einzige Frau in dieser Runde bin.«	
6	Ein Bekannter bittet Sie um eine Verabredung. Sie haben jedoch keinerlei Interesse mehr, sich erneut mit ihm zu verabreden. Sie sagen:	»Oh, also diese Woche bin ich unheimlich beschäftigt. Ich glaube wirklich nicht, dass ich am Samstag Zeit haben werde, um mich mit dir zu treffen.«	
7	Die Eltern rufen bei ihrer verheirateten Tochter an und bitten sie um ihren Besuch. Als die Tochter höflich ablehnt, sagen sie:	»Du bist doch nie verfügbar, wenn man dich braucht. Bei dir dreht sich alles nur um dein eigenes Interesse.«	

6

Situation	Reaktion	A/U/S
8	Ein Arbeitgeber schickt ein Rundschreiben an die Mitarbeiter seiner Firma, dass es ab jetzt erforderlich sei, für dienstliche Ferngespräche eine Erlaubnis einzuholen. Ein Angestellter antwortet darauf:	»Sie greifen damit sowohl in meine berufliche Entscheidungsfähigkeit als auch in meine berufliche Entscheidungsfreiheit ein. Ich empfinde das als Beleidigung.«	
9	Gemeinsame Ferienpläne werden ganz plötzlich von Ihrem Freund geändert und das wird Ihnen am Telefon mitgeteilt. Sie antworten:	»Hoppla, das ist wirklich eine Überraschung für mich. Ich würde dich gern später zurückrufen, nachdem ich mir alles durch den Kopf habe gehen lassen.«	
10	Ihr Partner möchte sich ein Fußballspiel im Fernsehen anschauen. Zur selben Zeit läuft aber auch ein Film, den Sie sich gern ansehen würden. Sie sagen:	»Ja, hm, Schatz, dann schalt' ruhig ein und schau dir das Spiel an. Vielleicht kann ich ja noch etwas bügeln.«	
11	Ihr Zehnjähriger hat Sie dreimal mit etwas Nebensächlichem unterbrochen, während Sie telefonieren. Sie fühlen sich gestört und sagen:	»Ich kann dir nicht zuhören und gleichzeitig telefonieren. Ich habe noch ein paar Minuten hier zu tun und danach kümmere ich mich um dich.«	
12	Sie sind die einzige Frau in einer Gruppe und werden gebeten, das Protokoll zu verfassen. Sie antworten:	»Ich bin damit einverstanden, anteilig die Protokollführung zu übernehmen und will dies für heute tun. Bei den nächsten Sitzungen aber sollten wir diese Aufgabe umschichtig übernehmen.«	
13	Sie unterrichten in einem Lehrerteam. Ein Kollege drückt sich ständig und fragt Sie (erneut), ob Sie seinen Anteil übernehmen würden. Sie sagen:	»Ja, na, hm, ich denke, das geht in Ordnung, obwohl ich fürchterliche Kopfschmerzen habe.«	
14	Sie haben sich vorgenommen, am Nachmittag zwischen 16:00 und 17:00 Uhr eine Stunde für sich selbst zu nehmen. Jemand ruft an und bittet Sie, Sie um genau diese Zeit besuchen zu dürfen. Sie sagen:	»Ah, hm, okay, Sie können dann kommen. Um 16:00 Uhr, ja? Sind Sie auch sicher, dass dieser Zeitpunkt für Sie günstig ist?«	

Situation	Reaktion	A/U/S
15	Ihr Partner hat Ihre äußere Erscheinung in Anwesenheit Ihrer Freunde heftig kritisiert. Sie sagen:	»Es verletzt mich, dass du mein Äußeres in Gegenwart anderer Leute kritisierst. Wenn du mir zu unserer Beziehung etwas sagen möchtest, dann tu das doch bitte zu Hause.«	
16	Eine Freundin leiht sich häufiger kleinere Geldbeträge von Ihnen aus, gibt diese jedoch nicht zurück; es sei denn, Sie fragen danach. Heute bittet sie Sie erneut um einen geringen Betrag, den Sie ihr nicht geben möchten. Sie sagen:	»Ich habe heute nur gerade so viel Geld bei mir, um mein eigenes Mittagessen bezahlen zu können.«	
17	Eine Frau wird zu einem Vorstellungs-gespräch gebeten. Im Verlauf der Unterhaltung schaut der Personalchef sie abschätzend an und meint: »Also, Sie sehen wirklich so aus, als hätten sie alle Qualifikationen für diese Anstellung«. Sie erwidert:	»Ich bin sicher, dass ich die beruflichen Fähigkeiten besitze, die für diese Arbeit erforderlich sind.«	
18	Sie sind gerade dabei, einige Fotokopien zu erledigen, als ein Arbeitskollege, der Ihnen schon öfter einige seiner eigenen Kopierarbeiten aufgebürdet hat, Sie fragt, wohin Sie gerade unterwegs seien. Sie antworten:	»Ich gehe zum Pokalturnier. Oder wonach sehe ich aus?«	
19	Jede Nacht schließt ihre Zimmergenossin ihre Badezimmer- bzw. Schlafzimmertür sehr geräuschvoll zu und hält Sie damit wach, oder weckt Sie sogar aus Ihrem Schlaf. Sie fühlen sich gestört und sagen ihr:	»Bitte, knall nicht so mit den Türen; das ist ja furchtbar störend – so mitten in der Nacht. Ich wache davon auf und kann nicht wieder einschlafen.«	
20	Ihre Freundin möchte spätabends noch zum Essen ausgehen. Sie sind jedoch müde und sagen:	»Mir ist eigentlich gar nicht nach Ausgehen zumute. Ich bin zu müde; ich werde jedoch mitkommen und dir beim Essen zuschauen.«	

6

Auswertung

1. A   Das ist ein aggressives Verhalten. Kein »Bitte«, keine direkte Ansprache. Die Reaktion ist zwar sehr klar, aber es wird vorausgesetzt, dass einer den Fehler begangen hat.

2. U   Unsicher und beleidigend. Evtl. hat der Ehemann Angst, dass sich im Alltagsleben etwas für ihn verändern wird oder seine Frau durch die Veränderung mehr Selbstbewusstsein bekommt.

3. S   Eine selbstsichere Einsicht und auch die Erkenntnis, wie man weitermachen soll.

4. S   Das ist eine selbstsichere Aussage: Es wird klar formuliert, was die Betroffene möchte und was nicht. Außerdem gibt es ein Angebot, was der Freund stattdessen machen könnte.

5. A   Eindeutig aggressiv. Die Frau nimmt an, dass sie schreiben muss, weil sie die einzige Frau im Raum ist. Sie äußert ihren Unmut und macht kein Angebot.

6. U   Eine unsichere Aussage. Der andere soll nicht verletzt werden, deshalb die Unehrlichkeit. Hier wäre ein »Es war nett, das letzte Treffen mit dir. Ich möchte dich nicht verletzten, aber für ein weiteres Treffen stehe ich nicht mehr zur Verfügung.«

7. A   Aggressive Reaktion der Eltern. Mögliche Alternative: »Wir haben schon ein paarmal versucht, dich zu erreichen. Wahrscheinlich bist du sehr eingebunden. Sag uns doch einmal, wann du Zeit hast zu telefonieren.«

8. S   Der Angestellte beschreibt selbstsicher seine Empfindungen. Er fühlt sich in seiner Kompetenz eingeschränkt

9. S   Die Freundin ist erstaunt, aber selbstsicher genug, um das klar zu sagen. Sie erbittet sich Bedenkzeit, um später noch einmal in Ruhe auf die geänderten Ferienpläne einzugehen.

10. U   Die Ehefrau möchte keine Auseinandersetzung, keinen Konflikt und zieht sich mit der Bügelwäsche zurück. Damit sind weitere Konflikte vorprogrammiert. Denn sie äußert hier nicht einmal ihr Bedürfnis und der Ehemann kann nicht hellsehen.

11. S   Sehr selbstsicheres Auftreten und eine klare Aussage mit einer Information, mit der der Sohn etwas anfangen kann.

12. S   Ähnlich wie in der 5. Situation, aber hier wird ein Angebot gemacht, wie es in den weiteren Sitzungen ablaufen soll. Es erfolgen Ich-Botschaften.

13. U	Hier werden körperliche Befindlichkeiten vorgeschoben, anstatt klar zu äußern: »Ich kann verstehen, dass du heute viel zu tun hast, aber ich sehe mich außerstande, deine Arbeiten auch noch zu übernehmen.«
14. U	Sehr empathisch wird auf den anderen eingegangen, aber nicht das eigene Bedürfnis benannt. Richtig wäre hier: »Du, ich freue mich immer über Besuch und gern ein anderes Mal. Heute habe ich mir schon etwas vorgenommen.« Das hat mit Aushalten zu tun. Mag mich der andere immer noch, auch wenn ich »Nein« sage?
15. S	Klare Aussage mit eigener Empfindung sowie ein Angebot an den Partner, wie er sich künftig verhalten kann.
16. U	Eine Ausrede, weil man hier nicht Klartext reden möchte, weil es peinlich ist. Angebracht wäre: »Du, ich leihe dir gerne wieder etwas, allerdings erst, wenn du deine Schulden bei mir beglichen hast.« Das fällt schwer, doch so weiß der andere, woran er ist!
17. S	Sehr selbstsicher, übergeht die zweideutige Bemerkung und beruft sich auf ihre Fachlichkeit und beruflichen Fähigkeiten.
18. A	Eindeutig aggressiv. Angebracht wäre hier: »Ich habe immer wieder deine Arbeiten mit übernommen, aber ab heute mache ich das nicht mehr!«
19. S	Klare, selbstsichere Aussage mit einer Situationsbeschreibung der Befindlichkeit, mit einer Bitte gekoppelt.
20. U	Sehr empathisch, aber keine Klarheit. Es fehlt der Mut, die Wahrheit zu sagen: »Es tut mir leid, ich gehe gerne ein anderes Mal mit dir aus, aber nicht heute, weil ich sehr müde bin.«

6

Schauen Sie sich an, mit welchen Einschätzungen Sie richtig lagen und seien Sie stolz auf sich, wenn Sie fast immer richtig lagen! Alltagssituationen einschätzen zu können gibt Ihnen die Möglichkeit, losgelöst vom Stationsalltag zu üben, wie Sie sich das nächste Mal in einer ähnlichen Situation verhalten können.

6.6   Techniken der Selbstbehauptung

6.6.1   Reklamation oder: Berufliche Rechte durchsetzen

Bei einer berechtigten beruflichen Forderung bzw. bei einer Reklamation, gilt:

- Bleiben Sie sachlich und sehen Sie Ihrem Gesprächspartner in die Augen.
- Sprechen Sie mit ruhiger und gelassener Stimme.
- Geben Sie nicht gleich beim ersten (oder zweiten) »Nein« auf.
- Ignorieren Sie Abweichungen vom Thema, Einschüchterungsversuche oder Schuldzuweisungen.
- Wiederholen Sie so lange Ihren Wunsch, bis Sie sich durchgesetzt oder eine an Sie gerichtete Forderung abgeschlagen haben.

Diese Technik wird natürlich nicht immer dazu führen, dass Sie sich durchsetzen können. In vielen Fällen wird sie Ihnen aber helfen, einen Kompromiss zu schließen, ohne dass Ihre Selbstbehauptung dadurch leidet.

6.6.2   Vernebelungstaktik

Es passiert oft, dass man uns kritisiert, um uns zu manipulieren. Wir müssen uns z. B. unbegründete Vorwürfe anhören oder es ertragen, dass sich andere Leute in unsere persönlichen Angelegenheiten einmischen.

Durch die **Vernebelungstaktik** können Sie lernen, solche Kritik gelassen hinzunehmen. Wie eine Nebelbank bieten Sie keinen Widerstand und der Kritiker kommt nicht zum Ziel (seine Kritik trifft Sie nicht). Der Inhalt dieser Technik besteht erstens darin, mit jenem Teil der Kritik, der der Wahrheit entspricht, übereinzustimmen – oder mit einer möglichen Wahrheit. Außerdem können Sie mit Teilen der Kritik im Prinzip Übereinstimmung ausdrücken.

Beispiel   **Vernebelungstaktik**

Kritiker: »Sie sehen ziemlich schlampig aus.«
Antwort: »Richtig. Das ist immer so.«

6.6.3   Negative Selbstsicherheit

Diese Technik heißt negative Selbstsicherheit, weil sie ebenfalls mit einer selbstsicheren Bewältigung von Kritik zu tun hat. Jeder macht mal Fehler oder begeht Irrtümer. Durch die negative Selbstsicherheit lernen Sie, Fehler anzuerkennen, ohne dass Sie sich dafür entschuldigen müssen.

6

Beispiel   **Negative Selbstsicherheit**

Kritiker: »Diesen Auftrag haben wir durch Sie verloren!«
Antwort: »Das stimmt. Ich war unaufmerksam.«

Kritiker (Arzt): »Sie haben die Laborwerte nicht geholt!«
Antwort (Schwester): »Stimmt, das habe ich heute vergessen.«

 Übung

- Ein Bekannter, der bereits Schulden bei Ihnen hat, möchte sich erneut Geld von Ihnen leihen.
  - Wie können Sie angemessen reagieren?
- Sie werden von einem Kollegen in herablassender Weise diffamiert.
  - Welche Folgen sind zu erwarten, wenn Sie empört und aufbrausend darauf reagieren?
- Warum sollten Sie »Fehler« ruhig eingestehen und warum sollten Sie dies tun?

6.7   So gehen Sie mit Ärger richtig um

Ärger und Wut können zum Problem werden, wenn Sie sehr leicht und in vielen Situationen Ärger erleben, sich später aber Vorwürfe machen und eingestehen, dass Ihr Ärger unnötig war und Sie viel angemessener hätten reagieren können. Die Techniken der Selbstbehauptung (▶ Kap. 6.6) sind eine Möglichkeit, in Fällen unberechtigter Forderungen gelassen zu reagieren und so Ärger zu vermeiden.

Bei Ärger entstehen im Körper Veränderungen, die wir als Unruhe oder Anspannung bezeichnen können (der Blutdruck steigt, die Muskelspannung nimmt zu, usw.). Je nach individueller Einschätzung der Umstände kann auch ein anderes Gefühl entstehen, wie z. B. Furcht.

Ärger kann verschiedene Funktionen erfüllen: Energie geben, um sich wehren zu können; er kann dazu dienen, verbal aggressiv oder provokativ zu werden.

Hinderlich wird Ärger jedoch, wenn er zu häufig auftritt und die sachliche Lösung eines Problems blockiert. Ob Sie sich ärgern, hängt auch nicht unbedingt von den äußeren Ereignissen ab, sondern davon, wie Sie eine Situation bewerten. Wenn Sie z. B. von jemandem auf der Straße angerempelt werden, reagieren Sie vermutlich wütend oder ärgerlich, sofern Sie dahinter eine gezielte Absicht vermuten. Gehen Sie jedoch davon aus, dass der Rempler ein Versehen war, werden Sie sich wahrscheinlich wenig oder gar nicht ärgern.

Da Ärger und Wut oft Nachteile bringen, können Sie versuchen, diese Gefühlsreaktionen besser unter Kontrolle zu bringen. Dies gilt insbesondere dann, wenn Sie selbst Ihre ärgerlichen Reaktionen in Alltagssituationen als belastend und ungünstig empfinden. Durch Selbstinstruktionen, Selbstinreden und Entspannungstechniken (s. u.) können Sie die entsprechenden Situationen eher neutral als provozierend empfinden.

Übung

Das Training zum Abbau von Ärger setzt sich aus zwei Stufen zusammen:

1. Die Phase der Selbstbeobachtung (Sie lernen Ihr Ärger-Verhalten besser kennen und können unterscheiden, wann es gerechtfertigt ist und wann nicht.)
2. Das eigentliche Training (Alternative Gedanken und Vorstellungen):
   - »Ich bleibe ruhig.«
   - »Ich bleibe gelassen.«
   - »Ich lasse mich nicht aufregen.«
   - »Ich gehe davon aus, dass die andere Person fürchterlich nervös ist.«
   - »Es ist mir gleichgültig.«
   - »Ich stehe über der Situation.«
   - »Ich atme tief durch.«
   - »Ich lasse mich nicht drängen.«
   - »Ich nehme es nicht persönlich.«
   - »Ich bin stark.«

Aufgaben zum Nachdenken
1. Was haben Ärger und gedankliche Vorstellungen miteinander zu tun?
2. Warum ist es sinnvoll, beim Abbau von Ärger ein Entspannungsverfahren zu erlernen?
3. Was sind Selbstinstruktionen?

Ich verweise hier auf die positiven Selbsteinreden (▶ Kap. 6.1).

6.8   Üben Sie sich in Entspannungstechniken

Entspannungsübungen können Sie dabei unterstützen, die einzelnen Schritte auf dem Weg zur Resilienz zu vertiefen und fest in sich zu verankern. Eine kleine Entspannung sollten Sie nach Möglichkeit immer vor die konkreten Übungen setzen. Autogenes Training, die Progressive Muskelentspannung oder meditative Verfahren sind hier besonders zu empfehlen.

> **Definition** | **Entspannung**
>
> In der Medizin und in der Psychotherapie wird der Begriff der Entspannung im Sinne von Erholung, subjektivem Wohlbefinden und der Wiederherstellung von Leistungsfähigkeit benutzt.
> Dabei können sowohl der Prozess als auch der Weg und auch der Zustand des Wohlbefindens selbst gemeint sein.
> Durch die Anwendung von Entspannungsverfahren werden schrittweise einzelne Körperteile entspannt (Prozess) bis sich schließlich der gesamte Körper in Ruhe befindet (Zustand).

6.8.1 Autogenes Training

Der Begriff »Autogenes Training« stammt aus dem Griechischen und bedeutet »Ein aus dem Selbst (autos) sich entwickelndes (genos) Üben.« Damit ist gemeint, dass der Übende aus sich heraus einen Zustand körperlicher Entspannung und innerer Ruhe erreichen kann, womit das grundlegende Ziel des autogenen Trainings definiert ist.

Beim autogenen Training geht es also darum, Ihre Aufmerksamkeit – ohne Anstrengung – von der Umwelt abzuziehen und auf Ihren Körper zu richten. Die körperliche Entspannung wirkt sich positiv auf Ihr seelisches Empfinden aus. Bedrängende Gefühle wie Angst, Ärger, Hass oder Niedergeschlagenheit werden gedämpft. Da alle extremen Gefühlsreaktionen mit körperlichen Veränderungen (Muskelanspannungen, erhöhter Blutdruck, unregelmäßige Atmung usw.) verbunden sind, können Sie die Heftigkeit der Gefühle durch körperliche Entspannung verringern.

Autogenes Training ist ein effektives Verfahren, das Ihnen hilft, sich innerhalb kurzer Zeit spürbare Entspannung zu verschaffen. Sie lenken während der Übungen Ihre ganze Aufmerksamkeit auf angenehme Körperempfindungen. Das kann Wärme sein, eine gleichmäßige Atmung, Fantasiereisen oder bildhafte Vorstellungen vom letzten Urlaub. Die Übungen können im

Liegen oder auch im Sitzen durchgeführt werden und unterstützen Ihre Körperwahrnehmung.

6.8.2   Yoga, Kundalini oder Hatha Yoga

Yoga ist ganzheitliche Körperarbeit. Yoga ist eine über 1000 Jahre alte Yoga Tradition von T. Krishnamacharya. Im Yoga geht es darum, durch gezieltes Training Körper, Atem und Geist zu erreichen. Beim Yoga spielt der Atem eine zentrale Rolle. Alle Bewegungen werden im Atemrhythmus ausgeführt und verbinden Körper und Geist durch Konzentration auf die Atmung. Durch das gezielte Training wird der Körper gekräftigt und die Beweglichkeit des gesamten Bewegungsapparates intensiviert. Ich selber praktiziere seit Jahren Yoga und bin immer wieder begeistert, wie sich meine Atmung und meine Beweglichkeit verändert haben.

6

 Yoga-Übungen

Die Liegehaltung
Sie liegen auf dem Rücken, Ihr Nacken sollte leicht unterstützt sein. Ihre Arme liegen mit leicht gebeugten Ellenbogen neben dem Körper, die Handflächen zeigen nach unten.

Die Sitzhaltung
Sie können diese Haltung in einem Stuhl mit hoher Lehne für den Kopf und Seitenlehnen für die Unterarme einnehmen. Ist die Lehne nicht hoch genug, können Sie den Kopf auch nach vorne neigen.

Relaxation response (nach Benson)
Die Benson-Meditation ist eine einfache Atemübung über 20 Minuten, bei der ein Wort (Mantra) oder ein Gebet ständig wiederholt wird. Andere Gedanken, die auftauchen, werden liebevoll verabschiedet. Die Wiederholung dieser Mantras soll beim Ausatmen erfolgen. Wichtig: Sie sollten sich in einer ruhigen Umgebung befinden, eine bequeme Körperhaltung einnehmen und den Fokus auf Passivität legen.

Rückblick: Ihr persönlicher Umgang mit Krisen

Liebe Leserinnen und Leser, am Anfang des Buches haben wir uns mit der Frage beschäftigt: »Kann man Resilienz lernen?« Vielleicht haben Sie durch die vielen Fallbeispiele und Vorgehensweise und Übungen sogar schon eine andere Sichtweise auf Ihren Alltag? Darum möchte ich Sie bitten, einmal in Ruhe aufzuschreiben, wie Sie bisher Krisen und Probleme erlebt und gemeistert haben.

Die gute Nachricht ist: Unser Gehirn entwickelt sich ständig, d. h. unser ganzes Leben lang. Dies wird in der Hirnforschung »neuronale Plastizität des Gehirns« genannt und damit ist gemeint, dass es unserem Gehirn möglich ist, auf Veränderungen in seiner Umgebung zu reagieren und sich daran anzupassen.

Da dieser Lern- und Anpassungsprozess des Gehirns zwei Richtungen hat, bedeutet das auch, dass wir nicht nur lebenslang individuelle Verhaltensmuster erlernen, sondern dass wir diese auch jederzeit wieder verändern können.

Im kommenden Kapitel werde ich Ihnen deshalb die Resilienz in einem kompakten Block präsentieren. »Zauberstäbe« habe ich dabei die einzelnen Aspekte der Resilienz genannt, denn es hat durchaus etwas Magisches, wenn wir diese Aspekte betrachten und umsetzen.

7 Die acht Zauberstäbe der Resilienz

In vielen Artikeln und Büchern zum Thema Resilienz, die ich in meinem Studium gelesen habe, wird immer von verschiedenen Säulen oder Faktoren gesprochen, die helfen, resilienter zu werden. Ich selbst nenne diese Faktoren oder Säulen »die acht Zauberstäbe«. Nach einem Resilienztest haben Sie gleich die Möglichkeit, die Übungen in den »acht Zauberstäben« umzusetzen.

> **Fazit** | **Die Zauberstäbe sorgen dafür, ...**
>
> dass Sie Probleme meistern können und gestärkt aus Krisen hervorgehen.

Test

Mithilfe der folgenden Aussagen in der Tabelle (▶ Tab. 6) können Sie Ihre derzeitige Resilienz stärker beleuchten.

Geben Sie sich für jede Aussage folgende Punktzahlen:

- Trifft voll und ganz auf mich zu   → 5 Punkte
- Trifft meistens auf mich zu   → 4 Punkte
- Trifft ab und zu auf mich zu   → 3 Punkte
- Trifft eher weniger auf mich zu   → 2 Punkte
- Trifft gar nicht auf mich zu   → 1 Punkt

Tab. 6: Resilienz-Test

Zauberstab	Aussagen	Punkte
1. Optimismus		
	Das Glas ist immer halb voll, nicht halb leer.	
	Es wird schon gut gehen!	
	Jeder ist seines Glückes Schmied.	
2. Akzeptanz & Achtsamkeit		
	Ich stelle mich der Realität.	
	Was vorbei ist, ist vorbei.	
	Mit Dingen, die ich nicht ändern kann, finde ich mich ab.	
	Es ist, wie es ist.	
3. Lösungs-Orientierung & Kreativität		
	Ich bin aktiv und gehe Probleme konstruktiv an.	
	Ich weiß, was mir über kurz oder lang wichtig ist.	
	Ich kenne meine Wünsche und Ziele.	
	Ich erkenne Probleme und traue mich, diese offen anzusprechen.	
4. Selbstfürsorge		
	Ich weiß, was mir gut tut und tue das auch regelmäßig.	
	Ich weiß, wofür ich und wofür andere verantwortlich sind.	
	Ich frage nicht, wer an (m)einer Misere Schuld ist, sondern wie ich wieder herauskomme.	
	Ich stelle mich auch unangenehmen Einsichten und trage die Konsequenzen.	

Zauberstab	Aussagen	Punkte
5. Selbstwert & Selbstwirksamkeit		
	Jedes Problem ist eine neue Herausforderung für mich.	
	Was ich mir vornehme, schaffe ich auch.	
	Ich weiß, dass ich Einfluss nehmen kann und mein Leben selbst in der Hand habe.	
6. Netzwerke		
	Gemeinsam sind wir stark.	
	Ich habe Vertrauen zu meinem Team.	
	Wenn ich merke, ich schaffe etwas nicht allein, bitte ich um Unterstützung.	
	Ich darf andere um Hilfe bitten.	
7. Zukunftsgestaltung		
	Ich habe einen Plan für meine Zukunft.	
	Ich sorge gut für mich.	
	Ich wäge sorgfältig alle Risiken ab, bevor ich mich an die Umsetzung meiner Ziele mache	
	Ich kenne meine (beruflichen und privaten) Ziele.	
8. Improvisationsvermögen & Lernbereitschaft		
	Es ist noch kein Meister vom Himmel gefallen.	
	Ich bin neugierig und erlaube mir Fehler zu machen.	
	Aus Fehlern kann ich lernen.	
	Ich erkenne und nehme die Erfahrungen die ich mache, als Lernangebot an.	

7

Zählen Sie nun Ihre Punkte zusammen.

Bis 54 Punkte: Sie können einiges unternehmen, um Ihre Resilienz zu stärken. Schauen Sie sich an, welche Resilienz-Zauberstäbe Sie besonders verbessern können und legen Sie kleine Entwicklungsschritte fest, die Sie täglich überprüfen. Vielleicht legen Sie dafür ein Resilienz-Tagebuch an, in dem Sie jeden Abend notieren können, was Sie für Ihre Resilienz-Zauberstäbe gemacht haben. Die Übungen in diesem Buch können Sie dabei unterstützen.

55-109 Punkte: Sie liegen im mittleren Bereich und sind mit Ihrer Resilienzstärke schon ganz gut aufgestellt, aber auch Sie können an der ein oder anderen Resilienz-Dimension sicherlich noch arbeiten und werden so noch resilienter im Umgang mit Problemen und Krisen. Wollen Sie möglicherweise optimistischer in die Zukunft sehen oder wollen Sie lernen, Probleme offen anzusprechen und gemeinsam im Team Lösungen finden? Die Übungen in diesem Buch können Sie dabei unterstützen.

110-150 Punkte: Herzlichen Glückwunsch! Ihre psychische Widerstandskraft ist schon sehr gut ausgeprägt bzw. trainiert. Bleiben Sie am Ball und unterstützen Sie z. B. auch andere dabei, resilienter zu werden. »Use it or lose it!« lautet die Devise, denn vieles, was wir nicht nutzen, verlernen oder vergessen wir auch ganz gerne mal wieder.

7.1   Optimismus

Eine wichtige Kernkompetenz resilienter Menschen ist eine optimistische Grundhaltung gegenüber Veränderungen. Dazu gehört eine positive Selbsteinschätzung, d. h. sich seiner Fähigkeiten, Talente und Stärken bewusst zu sein.

Die gute Nachricht ist, dass Sie Optimismus lernen können und zwar indem Sie Ihre Aufmerksamkeit und Energie auf die Dinge lenken, die gut sind bzw. gut laufen.

Dazu können Sie sich folgende Fragen stellen:

- Was habe ich heute als angenehm und leicht empfunden?
- In welchen Momenten habe ich mich heute wohl gefühlt?
- Was habe ich richtig gut hinbekommen?
- Welche meiner Stärken und Fähigkeiten konnte ich heute einsetzen?

 Übung

- Schreiben Sie jeweils drei positive und drei negative Dinge auf, die Ihnen gestern passiert sind.
- Schreiben Sie jeweils drei positive & drei negative Dinge auf, die Ihnen heute passiert sind.

7.2 Akzeptanz & Achtsamkeit

Wir können in unserem Leben vieles ändern, aber vieles eben auch nicht. Umso wichtiger ist es, dass Sie das eine vom anderen unterscheiden.

 Übung

Treffen Sie Unterscheidungen! Denken Sie über Probleme und Situationen nach, die Sie belasten und tragen Sie sie in eine Tabelle ein:

Dinge, die ich nicht ändern kann:	Dinge, die ich ändern kann:

Was mir durch den Kopf geht
Schreiben Sie (ungefiltert!) alle Dinge, auf, die Ihnen gerade durch den Kopf gehen.

Morgenseiten

Diese Übung können Sie jeden Morgen gleich nach dem Aufstehen machen. Nehmen Sie sich eine Viertelstunde Zeit, alles aufs Papier zu bringen, was Ihnen durch den Kopf geht. Egal, was es ist, schreiben Sie es auf. Achten Sie nicht auf Zeichensetzung, Grammatik oder Sinnhaftigkeit des Geschriebenen, wichtig ist nur, dass Ihre Gedanken auf das Papier »fließen«.

Zwei-Minuten-Meditation für mehr Achtsamkeit & Akzeptanz

Setzen Sie sich aufrecht und bequem hin, schließen Sie die Augen.

1. Lassen Sie eine Minute lang alle Gedanken kommen und gehen. Wenn ein Gedanke kommt, lassen Sie ihn gehen, nehmen Sie stattdessen Ihre Sitzhöcker, den Raum, die Geräusche und Gerüche um sich herum wahr.
2. Achten Sie eine Minute lang nur auf Ihren Atem. Ihr Atem strömt durch die Nase ein und durch den Mund wieder aus. Spüren Sie, wie Ihre Brust sich hebt und senkt. Genießen Sie jeden Atemzug.

7.3   Lösungsorientierung & Kreativität

Wenn Sie resilienter werden wollen, brauchen Sie eine konstruktive Fehler-kultur und sollten (auch im Team) offen mit Problemen umgehen können. Um die Kreativität im Umgang mit Problemen zu fördern und eine positive Fehlerkultur zu schaffen, bieten sich folgende Einstellungen an:

- Fehler und Probleme spreche ich offen bei meinem Chef und im Team an.
- Ich stelle mehr Fragen, als ich fertige Lösungen und Konzepte anbiete (Offenheit).
- Ich gebe mir, meinen Mitarbeitern und Kollegen Zeit für neue Ideen, Interaktion und konstruktive, offene Gespräche.
- Ich stelle eine entspannte und anregende, abwechslungsreiche Arbeits-atmosphäre her, in der sich gut neue Ideen entwickeln lassen. Denn Kreativität mag keinen (Zeit-) druck.

Zwei hilfreiche Impulse zur Problemlösung

1. Problem ansprechen
   - Welchen Rahmen benötigen Sie, um das Problem offen anzusprechen? Wie können Sie selbst diesen Rahmen herstellen?
2. Perspektivwechsel
   - Wenn Sie das Problem nicht lösen können, wer könnte es dann tun? Wie würde er/sie das Problem lösen?

Tipp

Beachten Sie die 50:50-Regel für Ihr Arbeitspensum!

Durch Smartphones, Tablets etc. sind wir heute jederzeit erreichbar und können von nahezu überall auf unsere Nachrichten und E-Mails zugreifen. Das ist Fluch und Segen zugleich.

Denn heutzutage kann dadurch vieles scheinbar im Handumdrehen erledigt werden, was zunehmend auch erwartet wird. Möglicherweise hilft es Ihnen, wenn Sie Ihr Arbeitspensum anders aufteilen, z. B. indem Sie nur noch 50 Prozent Ihrer (Arbeits-) Zeit mit Aufgaben und Terminen verplanen und 50 Prozent Zeit lassen für kurzfristige, spontane Termine und Aufgaben auf Zuruf.

7

7.4 Selbstfürsorge

Wie können Sie gut für sich sorgen? Hier finden Sie einige Impulse:

Körperliche Selbstfürsorge
- ausreichend schlafen
- regelmäßig essen (dreimal am Tag)
- gesunde, ausgewogene Ernährung
- Sport (Schwimmen, Joggen, Reiten, Volleyball, Fußball, Spazierengehen, Yoga, Pilates etc.)
- Meditation und Entspannungsübungen

- regelmäßige medizinische Vorsorge und Akutversorgung, wenn nötig
- nicht arbeiten, wenn Sie krank sind
- Wellness (z. B. Spa-Besuche, Sauna, Massagen etc.)
- Urlaub, Ausflüge, Städtetrips, etc. machen
- kreative Hobbys und Aktivitäten (Theater, Singen, Tanzen, Malen, Basteln etc.)

Seelische/Psychische Selbstfürsorge
- Tagebuch schreiben
- Belastungen reduzieren (Nein sagen, Aufgaben delegieren, Zeitmanagement überarbeiten etc.)
- etwas lesen, das nichts mit der Arbeit zu tun hat
- sich Zeit für sich nehmen (z. B. für Selbstreflexion, Tagträumen etc.)
- sich einen freien Tag (oder mindestens eine Stunde am Tag) nur für sich gönnen
- neue geistige Impulse suchen (z. B. Museums-, Ausstellungs-, Theaterbesuche etc.)
- neugierig sein
- Zeit in der Natur verbringen

Emotionale Selbstfürsorge
- Zeit mit Menschen verbringen, die gut tun
- aktiver Austausch mit Freunden, Familienangehörigen, Kollegen etc.
- Belohnungen (z. B. mit einem schönen Essen, einem Eis, einem guten Buch, einem Spaziergang, einer Weiterbildung, einem Urlaub etc.)
- Lieblingsbuch noch einmal lesen oder Lieblingsfilm noch einmal sehen
- lachen – am besten so viel Sie können
- weinen – erlauben Sie sich, traurig zu sein
- Zeit mit Kindern und/oder Tieren verbringen

Selbstfürsorge am Arbeitsplatz
- Pause(n) machen
- Grenzen setzen (bei Kollegen oder Vorgesetzen)
- Bedürfnisse beachten
- ausreichend Zeit für Essen und Trinken nehmen
- Austausch mit Kollegen

7.5 Selbstwert & Selbstwirksamkeit

Es ist gar nicht so einfach, seinen eigenen Wert zu erkennen und daraus Kraft zu schöpfen. Aber genau dieses Wissen um Ihren Selbstwert und Ihre Selbstwirksamkeit ist wichtig für Ihre Fähigkeit, resilient zu sein.

 Übung

- Was mögen Sie an sich besonders gern? Notieren Sie fünf Punkte oder mehr.
- Was können Sie besonders gut? Notieren Sie mindestens fünf Punkte.
- Was sagen Menschen, die Ihnen wichtig sind, über Sie? Finden Sie mindestens fünf Aussagen.

Sie haben das Gefühl, in einer Situation festzustecken und/oder handlungsunfähig zu sein? Fragen Sie sich:

- Was bräuchte ich, um mich jetzt sofort unabhängig(er) von Entscheidungen anderer machen zu können?
- Welche Entscheidung kann/muss ich selbst als nächstes treffen, um wieder handlungsfähig zu werden?
- Sehe ich mich in einer Opferrolle? Was kann ich machen um aktiv zu werden?

Werden Sie aktiv...
Überlegen Sie, auf welche Entscheidungen Sie z. B. gerade warten und notieren Sie, wer der/die Entscheidungsträger ist/sind. Dann nehmen Sie sich eine Person von dieser Liste vor und bitten Sie sie, eine Entscheidung zu treffen. Machen Sie gegebenenfalls einen festen Termin für eine Rückmeldung aus und bleiben Sie so lange hartnäckig, bis Sie die Entscheidung haben. Dann nehmen Sie sich den nächsten Punkt bzw. die nächste Person von Ihrer Liste vor.

... oder schieben Sie auf!
Was haben Sie davon, wenn Sie untätig bleiben? Schreiben Sie fünf Vorteile auf, die Ihre Untätigkeit bzw. das Aufschieben einer Entscheidung haben könnte und genießen Sie diese Vorteile solange bewusst, bis Sie einen größeren Vorteil darin erkennen, etwas zu verändern.

7

7.6 Netzwerke

Hier sind vor allem die sozialen Netzwerke, wie Beziehungen, Freundschaften, Bekanntschaften etc., aber auch Ihr sogenanntes Unterstützungssystem (z. B. Hausarzt, Therapeut, Friseur, Masseur, Fitnesstrainer) gemeint. Sie vertrauen all diesen Menschen und/oder ihrer Kompetenz.

Zur Förderung guter Netzwerke können Sie sich folgende Fragen stellen:
- Wer ist wichtig für mich?
- Wer kann mir helfen?
- Wen kann ich fragen?
- Von wem kann ich lernen?/Wer ist mein Vorbild?

Lernen am Modell
Vorbilder sind wichtig – nicht nur, weil sie in Krisenzeiten Ratgeber für Sie sein können – sondern auch, weil Sie sich von ihnen hilfreiche Verhaltensweisen und Ideen abschauen können, was auch als »**Resonanz-Phänomen**« bezeichnet wird. Dabei spielen unsere Spiegelneuronen, die für Empathie und soziales Lernen verantwortlich sind, eine große Rolle. Sie steuern bestimmte Vorgänge im Körper und werden nicht nur dann aktiv, wenn wir selbst eine Handlung durchführen, sondern auch, wenn wir eine Handlung bei jemand anderem beobachten.

Selbstkomplexität ist ein von Patricia W. Linville 1985 formuliertes Konstrukt, das annimmt, dass das Selbst aus mehr oder weniger überlappenden Selbstaspekten besteht. **Selbstaspekte** sind z. B. die verschiedenen sozialen Rollen, die jemand spielt (z. B. Mutter/Vater, Oma/Opa, Schwester/Bruder, Kollege/in, Teamleiter/in, Vereinsmitglied, Sportler/in, Musikliebhaber/in etc.)

> **Definition** ▸ **Selbstkomplexität**
>
> Selbstkomplexität ist definiert als die Anzahl von Selbstaspekten und als der Grad des Zusammenhangs oder Überlappens dieser Aspekte. Je mehr völlig unabhängige Selbstaspekte eine Person hat, desto höher ist die Selbstkomplexität und diese kann die Funktion eines kognitiven Puffers haben, der extreme affektive Schwankungen und die belastenden Wirkungen von Stress abmildert.

Um das noch einmal zu verdeutlichen, habe ich viele meiner Selbstaspekte aufgeschrieben: Ich bin Tochter, Nichte, Mutter, Schwiegermutter, Großmutter, Patentante, Freundin Chefin, Köchin, Autofahrerin, Referentin, Autorin, Coach, Gärtnerin, Vermieterin, Mieterin, Kooperationspartnerin, Fahrradfahrerin, Schwimmerin, Joggerin, Yogaschülerin ...

7

All diese Rollen übe ich aus. Denke ich an die einzelnen Rollen, geben sie mir Kraft: Der Gedanke an meine Kinder, Enkel, Freundinnen, der Gedanke, Gärtnerin zu sein, oder der Gedanke an das Gefühl zu schwimmen, an freudige Momente, die ich mit meinen Patenkindern verbracht habe, bereichernde Stunden mit Seminarteilnehmern. Glücksmomente, wenn ich an die letzte Fahrradtour denke etc.

 Übung

Wie viele Selbstaspekte haben Sie? Schreiben Sie einmal all ihre einzelnen Rollen auf, die Sie bekleiden und erinnern Sie sich an diese schönen Momente.

7.7 Zukunftsgestaltung

Was sind Ihre Glaubenssätze und Werte? Schreiben Sie Ihre zehn wichtigsten Werte auf. Sie können diese Glaubenssätze auch mit Freunden oder in der Familie oder auch im Team diskutieren.

Glaubenssätze begleiten uns ein Leben lang. Hinter dem Wort »Glaubenssatz« verstecken sich Annahmen über die Welt, die wir irgendwann in unserem Leben einmal gelernt haben. Oft sind uns diese Glaubenssätze nicht bewusst, doch in bestimmten Situationen sind diese Sätze auf einmal da und bestimmen unbewusst oder auch bewusst unser Leben.

Ein Glaubenssatz, der mich seit meiner Kindheit begleitet lautet: »Was du heute kannst besorgen, verschiebe nicht auf morgen!« Sicherlich kennen Sie diesen Satz auch. Dieser Glaubenssatz hat lange dazu geführt, dass ich Dinge noch am gleichen Tag erledigen musste, obwohl ich müde war und dringend Ruhe gebraucht hätte.

> **Definition**   **Glaubenssätze**
>
> Glaubenssätze sind Gedanken, die wir tief verinnerlicht haben und nach denen wir in verschiedenen Situationen Ereignisse bewerten und handeln.

Sicherlich kennen Sie auch andere Glaubenssätze: »Ohne Fleiß keinen Preis« – »Wer feiert, kann auch arbeiten.« Ein Satz, den ich neulich von einem männlichen Teilnehmer hörte: »Ein Indianer kennt keinen Schmerz.«

Doch wir können uns Glaubenssätze bewusst machen und sie verändern. Z. B.: »Auch Indianer dürfen weinen!« Einen Glaubenssatz, den ich auch heute noch verwende und vielleicht auch ein Lebensmotto: »Et hätt noch immer jut jejange.« Als gebürtige Rheinländerin übersetze ich Ihnen diesen Satz: »Es ist noch immer gut gegangen.« Für mich hat dieser Satz die Bedeutung: Es wird alles gutgehen, auch in schwierigen Situationen, ich darf die Hoffnung nur nicht aufgeben.

Überlegen Sie einmal, liebe Leserinnen und Leser, welcher Glaubenssatz Sie gefangen hält und welcher Ihnen Mut macht! Mein Sohn hat den Glaubenssatz: »Was du heute kannst besorgen ...« in: »... verschieb doch mal auf Übermorgen, liebe Mutter!« umgeändert und mir ein bezauberndes Schild geschenkt, auf dem es heißt: »Die Welt geht nicht unter, wenn du einmal eine Pause machst!« Jedes Mal, wenn ich darauf schaue, muss ich schmunzeln und nehme mir zehn Minuten eine kleine Auszeit!

 Übung

Was wäre wenn ...?

- Schreiben Sie Ihr derzeit größtes Problem auf.
- Was würde passieren bzw. wie würde sich Ihr Leben verändern, wenn Sie das Problem nicht lösen können? Notieren Sie Ihre Gedanken.
- Nun stellen Sie sich ganz konkret die Frage, was anders (z. B. besser, leichter, angenehmer) wäre, wie sich Ihr Leben entwickeln würde, wenn Sie das Problem gemeistert haben.
  - Welche Vorteile bringt es mit sich, dieses Problem nicht mehr zu haben? (z. B. mehr Zeit, Energie, angenehmere Arbeitsatmosphäre, anspruchsvollere bzw. leichtere Aufgaben, mehr Geld, etc.)
- Nehmen Sie sich Zeit, darüber nachzudenken und Ihre Gedanken zu notieren.

7

7.8 Improvisationsvermögen & Lernbereitschaft

Nicht zu wissen, was der morgige Tag bringt, ist Teil unseres Lebens und sehr wichtig für unsere Entwicklungs- und Lernprozesse. Resilient gegenüber Problemen und Krisen zu sein, heißt auch, Lernprozessen Raum zu geben und neue Verhaltensweisen und Denkmuster zu entwickeln.

Es wird in Ihrem Leben immer wieder Zeiten geben, in denen Sie mit Ihren bisherigen Kompetenzen vielleicht an eine Grenze stoßen. Es wird Zeiten geben, in denen Krisen auftreten, denen Sie noch nie zuvor gegenüberstanden.

Sie werden in solchen Zeiten alle Widerstandskraft brauchen, die Sie aufbringen können, um mit dem zu arbeiten, was Ihnen gerade zur Verfügung steht. Sie werden sich in dem Moment fragen müssen: Welche Ressourcen und Angebote kann ich sofort nutzen, um meine Situation zu verändern bzw. zu verbessern?

Für die anderen Zauberstäbe der Resilienz konnte ich Ihnen Übungen an die Hand geben. Bei diesem letzten Zauberstab steht eines fest: Üben können wir nicht für die Überraschungen, die uns das Leben gibt. Wir alle müssen immer wieder damit rechnen, dass uns Unbekanntes gegenübertritt. Als resiliente Menschen aber sind wir auch für diese Fälle gewappnet: Sie – wir alle – wissen, dass wir nicht den Kopf in den Sand stecken müssen. Wir dürfen Angst haben, aber sie muss uns nicht lähmen. Wir dürfen Risiken eingehen, aber wir können uns darauf verlassen, dass wir mit (fast) allem zurechtkommen, was das Leben uns bietet.

Und deshalb gibt es jetzt noch eine Übung, die Sie auf etwas vorbereitet, weil Sie dabei etwas nachbereiten!

 Übung

Auf Unerwartetes können wir uns zwar nicht vorbereiten. Aber wir können uns regelmäßig vergewissern, welche Fähigkeiten wir haben, was wir alles schon bewältigen konnten.
Machen Sie sich doch einfach mal die Mühe, Ihre Krisengewinne aufzuschreiben:
- Was war Ihre größte Krise und wie haben Sie sie überwunden?
- Auf welche Ihrer Fähigkeiten sind Sie ganz besonders stolz?
- Was schätzen andere Menschen an Ihnen?
- Was haben Sie schon alles gelernt?

8 Wie ich resilient wurde

An dieser Stelle nehme ich den Faden wieder auf, den ich am Schluss der Einleitung zu diesem Buch fallen ließ. Sie erinnern sich? Ich habe Ihnen dort recht freimütig von meinem tiefen Sturz in den Burnout erzählt. »Ich gab den inneren Widerstand auf und fuhr in die Kur.« Und so ging die Geschichte weiter:

Angekommen in meiner Kurklinik fiel ich erst einmal erschöpft aufs Bett. Ich bin noch selbst mit dem Auto hingefahren. Es hatte Stunden gedauert und ich musste öfter unterwegs Rast machen, weil ich sehr müde war und unkonzentriert. Aber ich wollte es schaffen. Meine Familie wollte mich hinfahren, aber ich hatte Angst vor dem Moment, wenn ich allein dort bleiben musste und sie wieder gefahren wären. Mit dem Zug hätte ich drei Mal umsteigen müssen und das hätte ich überhaupt nicht geschafft. Nun war ich also da und hatte gleich ein Gespräch mit dem Therapeuten und am nächsten Tag mit dem Arzt.

Gegen 17:00 Uhr betrat ich den Therapieraum von Herrn Dr. M. Im Vorfeld hatte ich mir überlegt, ich bin zwar erschöpft, aber ich wollte die Zeit in der Kur nutzen, um ganz viel Sport zu machen. Nachdem Herr Dr. M. mir viele Fragen stellte (über mein Privatleben, meinen Beruf, meinen Tagesablauf ...), die ich geduldig beantwortete, bat ich Ihn, mir doch bitte Schwimmen, Joggen und Walken zu verordnen. Herr Dr. M. schaute mich lange an und sagte: »Nein, Frau Koslowski, wir werden Sie hier erst einmal ruhigstellen, verordnen werde ich Ihnen Autogenes Training, Mediation und Progressives Muskeltraining.«

Ich brach in Tränen aus. Was für ein Blödsinn. Ich brauchte Bewegung und keinen esoterischen Schnickschnack. Aber Dr. M. war anderer Meinung. »Sie haben sehr schlechte Blutwerte und sind in einem Erschöpfungszustand, in dem Ihr Körper schon lange nach Ruhe geschrien hat und sich letztendlich Ihren Kopf ausgesucht hat. Sie wurden vergesslich. Wie viele Signale wollen Sie noch ignorieren?«

Ich war total sauer und uneinsichtig. Mir war klar: Dr. M. und ich würden bestimmt keine Freunde werden. Wütend verließ ich den Raum und ging auf mein Zimmer. Hatte er Recht, hatte ich Raubbau mit meinem Körper getrieben, hatte ich Symptome nicht beachtet? Vielleicht sollte ich mich fügen? Im Moment blieb mir keine andere Wahl. Also ging ich erst einmal zum Abendessen. Ich hatte Glück, an meinem Tisch waren wirklich nette Frauen. Doch ich verabschiedete mich bald, weil ich mich nicht mehr auf den Beinen halten konnte. Ich telefonierte mit meiner Familie, die ich schmerzlich vermisste.

Am nächsten Morgen fühlte ich mich einigermaßen erholt und freute mich aufs Frühstück, konnte aber nicht ganz abschalten. Wie ging es meinem Mann? Würde er zuhause alles schaffen? Den Haushalt, die Kinder, einkaufen ... Sofort ereilte mich ein schlechtes Gewissen. Ich sagte mir immer wieder: »Es ist gut, dass du hier bist. Es war doch schön, sich an einen gedeckten Tisch zu setzen und sich einmal um nichts kümmern müssen.« Wann hatte ich das jemals erlebt? Mir wurde bewusst, dass ich Zeit meines Lebens nur gearbeitet hatte.

So frühstücke ich schließlich, aber wirklich freuen konnte ich mich noch nicht über diese Zeit. Im Anschluss hatte ich meinen Termin mit meinem Kurarzt, Dr. R., der schon über das Gespräch mit meinem Therapeuten Dr. M. informiert war. »Na super«, dachte ich, »alte Petze, der Tratsch funktioniert hier ja ausgezeichnet.«

Dr. R. untersuchte mich gründlich und nahm noch einmal Blut ab. Im Anschluss hatte ich meine erste Stunde Autogenes Training. Ein Desaster! Ich konnte nicht abschalten, starrte an die Decke, die Stimme der Kursleitung trieb mich in den Wahnsinn. Nahm diese Stunde denn gar kein Ende? Autogenes Training war definitiv nichts für mich! Zu Hause war bestimmt der Teufel los, mein armer Mann musste sich um die die Wäsche kümmern, die Kinder kamen von der Schule und hatten Hunger. Es fiel mir schwer, der ruhigen Stimme zu folgen. Ich war froh, wieder auf meinem Zimmer zu sein, todmüde schlief ich ein und verschlief glatt das Mittagessen.

Diese bleierne Müdigkeit schien gar nicht zu vergehen. Ich merkte erst jetzt, wie erschöpft ich wirklich war. Offensichtlich musste ich endlich lernen, mich auf diesen Prozess einzulassen, wenn ich wirklich wieder gesund werden und neue Kräfte tanken wollte. Mit jedem Tag in der Kur war ich dankbar, dass ich endlich schlafen konnte und mich um nichts kümmern musste. Doch der letztendlich entscheidende und ausschlaggebende Tag war mein fünfter Kurtag. Er brachte das einschneidende Erlebnis, das mich wachrüttelte.

Ich hatte an diesem Tag den Nachmittag frei. So hatte ich Zeit und kaufte Postkarten, um meiner Familie zu schreiben. Ich fand ein wunderschönes Café und bestellte einen Cappuccino. Automatisch holte ich die Postkarten aus meiner Tasche und wollte anfangen zu schreiben, als ich plötzlich das Gefühl hatte, in meinem Körper würde ein Schalter umgelegt. Ich empfand Freude, wirkliche Freude. In meinem ganzen Körper! Ich freute mich, über den Cappuccino, über das wunderschöne Café, über die Zeit für mich, die Ruhe, die ich genießen durfte. Ich war vollkommen überwältigt von diesem Gefühl und in diesem Moment wurde mir klar, dass ich schon lange keine wirkliche tiefe Freude mehr empfunden hatte. Wann hatte ich das letzte Mal herzhaft gelacht? Ich konnte mich überhaupt nicht mehr beruhigen und bekam einen Heulkrampf. So übermächtig war das Gefühl. Meine Schminke verlief in meinem Gesicht und die Leute im Café schauten entsetzt zu mir herüber. Es war mir egal. Ich hatte mein Gefühl wieder. Mein Glücksgefühl! Es war unbeschreiblich.

Nach einiger Zeit kam der Caféhausbesitzer und fragte mich: »Junge Frau, kann ich Ihnen helfen?« Ich sagte: »Nein, es ist alles in Ordnung, ich freue mich einfach so!« Der arme Mann war völlig verwirrt: Da saß nun eine Frau mit verschmierter Schminke, die Postkarten nass vor Tränen und hatte einen Heulkrampf und sagte, dass sie sich so freuen würde! Dann fragte mich der Mann: »Sagen Sie mal, wo müssen Sie denn hin?« Und ich antwortete: »In die Klinik«. Ein etwas mitleidiger Blick verfolgte mich, als ich schnell bezahlt hatte und fluchtartig das Café verließ.

In der Kurklinik bekam ich sofort einen Termin bei meinem Therapeuten, dem ich heulend von diesem Erlebnis erzählte. Dr. M. war nicht weiter erstaunt: »Viele Menschen, die in einer tiefen Stresssymptomatik stecken, funktionieren nur noch, leben für andere und spüren sich selbst nicht mehr. Sie sind immer für andere da und vergessen sich selbst. Fühlen sich wie in einem Hamsterrad, aus dem sie nicht mehr herauskommen. Und oftmals empfinden sie auch keine Freude mehr. Wir haben hier viele Patienten, die benötigen für diesen Prozess sehr lange, um sich selbst wieder wahrzunehmen und eigene Bedürfnisse zu spüren und auch dafür einzustehen. Sie können froh sein, dass Sie dieses Gefühl schon so bald wieder gespürt haben.«

Nach dem Gespräch machte ich eine lange Wanderung an den See und dachte über mein bisheriges Leben nach. Aber spielte es eine Rolle, warum ich in ein Burnout gerutscht war? Für mich war nur eines wichtig, ich wollte daran arbeiten und dieses Gefühl von Freude und Glücks nicht wieder verlieren.

Und das habe ich bis heute geschafft. Mir war klar, dass ich nicht sofort alles in meinem Leben verändern konnte. Viele kleine Schritte waren notwendig. Aber eines war sicher: Der wichtigste Mensch bin ich. Und nur, wenn es mir gut geht, kann ich auch gut mit anderen Menschen arbeiten. In den nächsten Wochen in meiner Kur habe ich viel gelernt und im Anschluss zu Hause umgesetzt.

8.1 Umsetzung

Vielleicht hilft es Ihnen, wenn Sie einmal lesen, wie meine ersten Schritte aus dem Burnout – hin zu mehr Resilienz – ausgesehen haben. Es sind Schritte, die Sie jederzeit gehen können.

8.1.1   Die acht Zauberstäbe in meinem Leben

1 Optimismus

Was **muss** ich tun? Die Familie versorgen, meine berufliche Tätigkeit, Haushalt und Garten.

Frage: Muss ich das, oder kann ich auch **delegieren**? Ich begann, die Aufgaben neu zu verteilen, um mehr freie Zeit für mich zu haben.

Ich stellte mich der neuen Situation
Sätze wie: »Erst die Arbeit, dann das Vergnügen« verbannte ich aus meinem Kopf. Stattdessen nahm ich mir neue Sätze: »Du hast es Dir verdient, eine Pause zu machen.«, oder: »Die Welt geht nicht unter, wenn Du eine Pause machst.«

2 Akzeptanz & Achtsamkeit
Selbstwert

8

Stolz zu sein! Stolz zu sein, auf die Dinge, die man im Leben schon geleistet hat. Stolz zu sein auf die Dinge, die ich jeden Tag leiste. Das mache ich jeden Abend, wenn ich den Tag Revue passieren lasse und über drei Dinge nachdenke, auf die ich an diesem Tag stolz bin.

Belohnen
Ich belohne mich jeden Tag, mit Kleinigkeiten: einem Spaziergang mit meinem Mann oder meiner Freundin, einer Tasse Cappuccino, die ich in Ruhe genieße, einer halben Stunde Walken, einem Eis.

3 Lösungsorientierung & Kreativität
Dinge abgeben
Ich traue mich, einfach einmal Dinge abzugeben und auch Fehler, die ich gemacht habe, offen zu kommunizieren. Auf meinem Schreibtisch steht ein Schild: »Eine Minute für mich«. Wenn ich spüre, es wird mir alles zu viel und mein Körper reagiert (Magendruck, innere Unruhe, Kopfdruck) entziehe ich mich der Situation und verlasse den Raum oder die Situation. Und: Ich suchte mir Unterstützung für den Haushalt.

4 Selbstfürsorge

Freizeitaktivitäten einbauen

Es ist ein guter Vorsatz, zweimal in der Woche schwimmen zu gehen. Doch wie überwinde ich den inneren Schweinehund? Indem ich von nun an zweimal Schwimmzeug im Auto habe, (was ich bis heute umsetze) und diese Zeiten in jeder Woche fest einbaue.

Feste Rituale

Ich habe eigene Rituale für mich gefunden und welche, die mit meiner Familie einhalte.

Mein Ritual: Wenn ich nach Hause komme, gehört die erste halbe Stunde mir. Ich bin währenddessen ungestört im Wohnzimmer, mache mir ein Teelicht an und höre meine Lieblings-CD, während ich eine Tasse Tee genieße.

5 Selbstwert & Selbstwirksamkeit

Pufferzeiten einbauen

Ich nehme mir pro Tag nur das vor, was ich schaffen kann und baue auch Pufferzeiten ein, falls unvorhersehbare Aufgaben dazukommen sollten.

Pausenzeiten einhalten

Ich halte meine Pausenzeiten ein (das hieß manchmal in der Schule: in den Park gehen, durchatmen, ohne mit Kollegen über Schüler zu sprechen).

6 Netzwerke

Freunde treffen

Regelmäßige Treffen mit Freundinnen sind bei mir fest eingeplant. Einmal im Monat telefoniere ich mit meinen Freundinnen, diese Zeit plane ich fest ein. Wir verabreden uns und halten diese Termine auch ein.

7 Zukunftsgestaltung

Zeit-Tage verschenken

An meine Kinder, an Freundinnen. Das bedeutet: Ich teile meiner Freundin mit, wann sie sich bitte im nächsten Monat einen Tag reservieren soll. Was an diesem Tag unternommen wird, (oder auch am Morgen oder am Abend), wird nicht verraten. Einen Tag vor diesem Termin rufe ich an und verrate, was wir an diesem Zeit-Tag unternehmen werden.

8 Improvisationsvermögen & Lernbereitschaft

Dankbarkeitsbuch

Zu Beginn fielen mir keine drei Dinge ein, für die ich dankbar sein konnte. Das hat sich schnell geändert und mich verändert. Dankbarkeit kann ich jetzt jeden Tag empfinden:

- Dankbar zu sein, dass die Sonne scheint
- Dankbar für bereichernde Gespräche mit Freunden
- Dankbar für aufgeschlossene Seminarteilnehmer
- Dankbar, dass ich in der Großstadt einen Parkplatz bekommen habe
- Dankbar für eine Grünphase auf dem Rückweg aus der Stadt
- Dankbar für das Lächeln meines Enkelsohnes
- Dankbar für einen erholsamen Schlaf
- Dankbar gesund angekommen zu sein

8

Liebe Leserinnen und Leser, ich hoffe, Sie haben im ersten Teil des Buches nun viel über sich gelernt und dass auch das Auftreten von Krisen, schwierigen Situationen, täglich vermehrter Belastung es immer wieder die Möglichkeit gibt, einen anderen Weg einzuschlagen, psychische Widerstandskraft zu erlangen, sich selbst lieben zu lernen und Resilienz erlangen können. Mit diesem Wissen und vielen Übungen sind Sie nun in der Lage, auch Kollegen zu helfen, resilient zu werden. Denn Resilienz ist keine angeborene Eigenschaft der Persönlichkeit, sondern lässt sich im Verlauf eines Lebens erlernen.

9 Resilienz in Pflegeteams erkennen und fördern

In den letzten sechs Jahren habe ich in vielen Akademien in Krankenhäusern, Seniorenstiften und ambulanten Pflegediensten Seminare gehalten und mit Teams gearbeitet.

In den heutigen Unternehmen müssen Mitarbeiter und Führungskräfte umdenken. Wenn in Unternehmen Fehler oder unerwartete Probleme auftreten, hilft nur rechtzeitiges Reagieren. Mitarbeiter müssen schnell mit ins Boot genommen werden. Das geschieht durch Transparenz, Wertschätzung, gute Arbeitsbedingungen, Motivation und Offenheit.

Mitarbeiter, die wertgeschätzt werden, die Motivation erfahren, bringen sich mit ein und können sich mit ihrem Unternehmen identifizieren. Mitarbeiter/innen stark zu machen und ihnen genug Raum für ihre individuelle Weiterbildung zu geben, führt dazu, dass sich Mitarbeiter ihrer eigenen Stärken und Ressourcen bewusst sind. Diese Investitionen helfen den Unternehmen, Mitarbeiter zu stärken!

Tipp

Vernachlässigen Sie Ihre Mitarbeiter/-innen nicht! Investitionen sind die Maßnahmen, die zur Resilienzförderung beitragen. Resiliente Mitarbeiter/-innen übernehmen Eigenverantwortung für sich und ihre Gesunderhaltung!

Sie alle können im Team Kollegen, Mitarbeiter und Schüler stärken. Wenn Sie durch die verschiedenen Übungen gelernt haben, was innere Stärke und Selbstliebe bedeutet, haben Sie vermutlich mehr Selbstvertrauen. Dieses Selbstvertrauen gibt Ihnen Kraft. Diese Kraft können Sie weitergeben und gemeinsam im Team schwierige Situationen und Herausforderungen bewältigen, damit auch Ihr Team bzw. Kollegen resilient werden.

9.1 Mitarbeiter/Kollegen motivieren

Zur Förderung der bestmöglichsten Zufriedenheit im Arbeitsleben von Mitarbeitern – und zur Steigerung deren Leistungsbereitschaft – stehen drei Strategien im Vordergrund:

1. Motivieren
2. Nein-Sagen
3. Delegieren

9

9.1.1 Motivieren

Wertschätzung (der Person und der geleisteten Arbeit) – Diesen Begriff höre ich sehr oft in meinen Seminaren.

Info

Der Wunsch nach Wertschätzung: Wertschätzung bedeutet eine positive Bewertung eines anderen Menschen. Sie beruht auf einer inneren Haltung anderen gegenüber, betrifft den Menschen als Ganzes und ist unabhängig von den Taten und Leistungen des anderen.

Wertschätzung ist immer verbunden mit Respekt und Achtsamkeit anderen gegenüber. »Er erfreut sich allgemein hoher Wertschätzung« meint umgangssprachlich: Er ist geachtet und respektiert.

Was verbindet Wertschätzung und Selbstwert? Menschen mit hohem Selbstwert haben meistens auch eine wertschätzende Haltung anderen gegenüber und werden öfter von anderen wertgeschätzt, wohingegen Menschen, die andere nicht respektieren, ein eher geringes Selbstvertrauen haben und versuchen, dieses durch dominantes Verhalten zu kompensieren.

Empfangene und gegebene Wertschätzung verstärkt sehr häufig das Selbstwertgefühl – sowohl beim Empfänger als auch beim Geber. Wertschätzende und geschätzte Menschen erfreuen sich in der Regel großer Beliebtheit.

Eine mangelnde Wertschätzung gegenüber anderen zeigt sich z. B. durch unangemessene Reaktionen: Verurteilen von Kollegen oder Patienten, ständiges negatives Kritisieren anderer, Moralisieren oder Bagatellisieren von Wünschen anderer.

Vertrauensvorschuss
Mitarbeiter sind die Schätze eines jeden Unternehmens. Eine Binsenweisheit? Nein, gar nicht, nicht in einer Zeit, in der Mitarbeiter als »Humankapital« gesehen werden, als Kostenstellen, die es nach Möglichkeit zu höchster Profitabilität zu führen gilt! Als PDL, als Stationsschwester oder als Wohnbereichsleitung motivieren Sie Mitarbeiter nicht, indem Sie sie an der kurzen Leine führen, ihnen täglich mehr Arbeit aufbürden und sie von allen Entscheidungen ausklammern. Allerdings motivieren Sie Ihre Mitarbeiter auch nicht, wenn Sie sie allein lassen, an der langen Leine sozusagen. Motivieren bedeutet, dass Sie Ihren Mitarbeiter vertrauen, Ihnen Freiräume zubilligen und Sie sich entwickeln lassen – ohne gleich, vermutlich korrigierend, einzugreifen.

Ich habe einige Chefs erlebt, die ihren Mitarbeitern nichts zutrauten. Doch wem nichts zugetraut wird, der traut sich auch bald selbst nicht mehr zu. Weil er sich, wie ein Mentor einmal zu mir sagte, in einem »Fehlervermeidungsmodus« befinde. Das bedeutet, man macht so wenig wie möglich, um so wenig wie möglich falsch zu machen (und dann womöglich irgendwann zu kündigen).

Führen heißt »machen lassen«

In meinen Seminaren zum Thema »Teambildung« oder »Die 7 Geheimnisse des gesunden Führens« erlebe ich sehr unterschiedliche Seminarteilnehmer: Was sich alle immer wieder wünschen, ist das Vertrauen ihrer Vorgesetzten, denn Vertrauen kann Mitarbeiter dazu bringen, Berge zu versetzen.

Für mich kommen noch drei weitere Aspekte dazu:
1. Vorbild sein
2. Verantwortung übernehmen
3. Perspektive wechseln können

Wenn Sie wollen, dass Ihre Mitarbeiter selbstbestimmt handeln – also freiwillig und liebend gern –, dann müssen Sie Vorbild sein: frei und autonom im Handeln. Wenn Sie möchten, dass Ihre Mitarbeiter Verantwortung für Patienten, die Dokumentation oder neue Arbeitsabläufe übernehmen – dann übernehmen Sie hier als Führungskraft auch selbst ganz klar Verantwortung.

9

Pflegende berichten immer wieder, dass ihr Selbstwertgefühl und ihre Selbstachtung steigen, wenn auf der Station ein gutes und wertschätzendes Miteinander herrscht, wenn sie geachtet und akzeptiert werden. Wenn Pflegekräfte erleben, dass der Vorgesetzte ihnen vertraut, auch wenn einmal nicht alles nach Plan läuft, wachsen sie daran, weil die Vertrauensbasis stimmt. Dadurch werden Mitarbeiter stark und haben Raum für Weiterentwicklung.

Wenn Sie wollen, dass Ihre Mitarbeiter sich dem Unternehmen verpflichtet fühlen – dann leben Sie auch selbst Ihre Verpflichtung als Führungskraft. Wenn Sie in der Gesundheitsbranche unabhängig denkende und handelnde Mitarbeiter wollen, dann sollten Sie ihnen vertrauen. Führungskräfte sollten Mitarbeitern ihren Job zutrauen, ihnen Verantwortung anvertrauen. So entwickeln sich Mitarbeiter, um frei zu tun und umzusetzen, was sie tun können.

Ich erlebe leider häufig Seminarteilnehmer, die sich wenig zutrauen, weil sie immer wieder kontrolliert werden oder Vorgesetzte nicht auf ihre Wünsche eingehen, wie z. B. eine Weiterbildung.

Beispiel   »Eine Fortbildung? In Ihrem Alter?«

Frau N. ist 56 Jahre alt und arbeitet seit 25 Jahren auf einer onkologischen Station. Sie hatte nach all den Jahren den Wunsch, sich weiterzuentwickeln und bat die Pflegedirektion einen einjährigen Palliativkurs zu besuchen. Sie wollte diesen Kurs gar nicht finanziert bekommen, sondern bat nur um die Freistellung. Die Pflegedirektion antwortete: »Wieso wollen Sie denn in Ihrem Alter noch eine einjährige Weiterbildung anfangen? So kurz vor der Rente!« Frau N. erzählte fast unter Tränen weiter: »Mir fehlten die Worte, da habe ich schon lange den Gedanken gehabt und wollte mich weiterbilden und es hat mich sehr viel Mut gekostet, um die Freistellung zu bitten, und dann bekomme ich so eine Antwort.«

Die anderen Teilnehmer waren empört und konnten leider ähnliche Erlebnisse beisteuern. Viele ältere Mitarbeiter trauen sich nicht, für ihre Bedürfnisse einzustehen. Nachdem Frau N. in der Gruppe aber sehr viel Unterstützung von den anderen Teilnehmern erhielt, entwickelte sie einen Plan:

1. Sie schrieb alle Aspekte auf, die für diese Weiterbildung sprachen
2. Sie vereinbarte ein Gespräch mit der Stationsleitung und dem Team in einer außerordentlichen Teamsitzung
3. Sie nahm sich vor, evtl. auch ein Gespräch mit dem Betriebsrat zu führen.
4. Sie entwickelte einen Gesprächsleitfaden, um in einem neuen Gespräch mit der Pflegedirektion ihre Beweggründe für die Fortbildung darzulegen.

Die Pflegedirektion macht hier einen kapitalen Fehler: Sie übernimmt nicht die Perspektive von Frau N. und erkennt auch nicht, was für eine engagierte Mitarbeiterin da im Unternehmen ist. In diesem Fall würden Geschäftsführung und Pflegedirektion gut daran tun, ihren Mitarbeitern Vertrauensvorschuss, Lernchancen und die Freiheit zu geben, damit sie sich verändern können.

Eigeninitiative fördern

Info

Eigeninitiative bedeutet, dass Menschen aus eigenem Antrieb heraus mehr leisten als gefordert.

Menschen, die eigeninitiativ handeln, zeichnen sich dadurch aus, dass sie
- von allein etwas tun, sich engagieren (siehe das Beispiel von Frau N.), ohne dass sie dafür einen Auftrag oder eine Anweisung erhalten haben;
- vorausschauend handeln, Chancen und Risiken bedenken, ausdauernd sind und sich von Rückschlägen und Widerständen nicht so leicht entmutigen lassen.

Menschen, die sich aktiv im Unternehmen einbringen, ecken manchmal an, weil sie übereifrig wirken, doch es handelt sich oft um sehr selbstbewusste Mitarbeiter, die wissen, was sie wollen. Diese Mitarbeiter bringen ein Unternehmen voran. Vorgesetzte in der Gesundheitsbranche sollten Voraussetzungen schaffen und diesen Mitarbeitern einen Rahmen geben. Gespräche führen, erkennen, wo diese Mitarbeiter Potenziale und Ressourcen haben, sie anspornen. Diese Mitarbeiter freuen sich darauf, neue Aufgaben zu übernehmen. Sie wachsen daran, sind stolz auf sich und werden resilienter.

Führungskräfte können durch die organisatorischen Rahmenbedingungen und durch ihr eigenes Verhalten (Vorbildfunktion) die Eigeninitiative und Leistungsbereitschaft von Mitarbeiter beeinflussen.

Freiräume und Selbstvertrauen stärken Eigeninitiative

Um Eigeninitiative zu entwickeln, benötigen Mitarbeiter einen Rahmen und eine genaue Orientierung. Dann erst wissen sie, dass sie mit Weiterbildungen neue Aktivitäten ausfüllen können. Die Aufgabe der Vorgesetzten ist es, diesen Rahmen mit dem Mitarbeiter zu klären (Transparenz). Innerhalb dieses Rahmens kann der Mitarbeiter selbst aktiv werden. Hilfreich ist,

9

wenn der Vorgesetzte mit dem Mitarbeiter dessen Stärken herausarbeitet. Vorgesetzte, die diese Fähigkeit aufweisen und ihre Mitarbeiter stärken, können sich glücklich schätzen, dass sie einen resilienten Mitarbeiter im Unternehmen haben. Einen Mitarbeiter, der um seine Stärken und Potentiale weiß!

Eigeninitiative zeigt sich dann, wenn Mitarbeiter
- sich selbst eine neue Aufgabe zutrauen;
- gern Verantwortung für Veränderungen übernehmen und dies als Chance sehen
- wissen, das auch Rückschläge dazugehören

Menschen mit Eigeninitiative schaffen sich einen eigenen Handlungsspielraum und nutzen diesen, um ihr Engagement einzubringen und Selbstbewusstsein zu entwickeln (resilient werden!) Das ist die Grundlage für noch mehr Eigeninitiative. Mitarbeiter, die sich immer wieder Sorgen machen und Neuerungen und Veränderungen als Bedrohung auffassen oder Angst haben, Fehler zu machen, zeigen in der Regel sehr wenig Neigung zur Eigeninitiative. Die Folge ist, dass Handlungsspielräume für das Engagement verkümmern und der Mitarbeiter nicht resilient werden kann

Die Eigeninitiative wird von drei weiteren Faktoren beeinflusst
1. **Persönlichkeit des Menschen**
   Zu den persönlichen Eigenschaften zählen insbesondere intrinsische Leistungsmotivation, Handlungsorientierung und Risikobereitschaft bzw. die Freude an einer neuen Herausforderung.
2. **Fachkompetenz**
   Kompetenzen führen dazu, dass Mitarbeitern die Routinearbeit leicht von der Hand gehen und sie deshalb ihr Augenmerk auf neue Felder richten kann. Kompetenzen (neben Fach- auch Sozialkompetenzen und das richtige Know-how) führen zu mehr Selbstvertrauen und fördern so die Eigeninitiative.
3. **Arbeitssituation bzw. -umgebung**
   Die Arbeitsumgebung sollte Freiräume bieten und dem Mitarbeiter die Möglichkeit geben, selbst Dinge zu entscheiden und diese auch umzusetzen. Mitarbeiter brauchen also einen eigenen Verantwortungsbereich. In

meinen Seminaren erlebe ich immer wieder Teilnehmer, die ihre Arbeitssituation als sehr angenehm empfinden. Das hat sehr häufig damit zu
tun, inwieweit sie in der Gesundheitsbranche ihre Eigeninitiative leben
können. Wichtig sind hier ein gesundes Betriebsklima und eine vorbild-
hafte Vorgesetzte, z. B. Stationsleitung oder Wohnbereichsleitung. Wer
nicht täglich mit seinem Vorgesetzten diskutieren muss, sondern Handlungsspielräume erhält, hat weniger Stress, wird aktiver und zufriedener
werden – und damit auch resilienter.

Tipp

Fördern Sie die Eigeninitiative:

- Erhöhen Sie die Qualifikation Ihrer Beschäftigten, damit sich diese
  mehr zutrauen.
- Setzen Sie schwierige, aber erreichbare Ziele; das spornt viele an.
- Gehen Sie konstruktiv mit Fehlern um; sehen Sie diese für alle als
  eine Chance, etwas dazuzulernen. Fehler verheimlichen oder zu
  bestrafen, erstickt die Eigeninitiative aller Mitarbeiter/-innen.
- Schaffen Sie Handlungsspielräume. Verzichten Sie auf detaillierte
  Arbeitsanweisungen und lassen Sie Freiraum, damit Ihre Teams
  eigene Lösungen finden.
- Schaffen Sie das richtige Betriebsklima für Eigeninitiative. Das
  Top-Management muss deutlich machen, dass es dieses Engage-
  ment schätzt und belohnt.
- Gehen Sie selbst mit gutem Beispiel voran und zeigen Sie Eigen-
  initiative auch in kleinen Dingen.

9

Wohlfühlfaktor schaffen

Für viele meiner Seminarteilnehmer gehören Stress und Hektik sowie ein hohes Arbeitspensum zum alltäglichen Ablauf in der Gesundheitsbranche. Sie laufen ständig auf Hochtouren. Nicht immer erkennen die Unternehmensleitungen, wie Geschäftsführer oder Pflegedirektion, dass diese Arbeitsbedingungen einen sehr negativen Einfluss auf die Gesundheit, die Leistungskraft und auf die Motivation ihrer Mitarbeiter haben. Daher lohnt es sich immer, neben einer guten Arbeitsatmosphäre für einen notwendigen Ausgleich zu sorgen. Es gibt einige Möglichkeiten, um den Arbeitsalltag angenehmer zu gestalten und den Wohlfühlfaktor des einzelnen und des Teams zu steigern.

Eine angenehme Arbeitsumgebung schaffen

Die meisten Pflegekräfte verbringen während der Woche mehr Zeit im Klinikbetreib als zu Hause. Deshalb wäre es wichtig – wenn möglich – den Arbeitsplatz des Mitarbeiters so zu gestalten, dass sie sich wohlfühlen. Oftmals sind es Kleinigkeiten, die dazu führen, dass Mitarbeiter sich wohlfühlen.

Beispiele von Seminarteilnehmern:
- eine nette Karte
- eine Blume im Schwesternzimmer
- ein Eis/Eiscafé für alle Mitarbeiter, wenn es im Sommer sehr heiß ist
- eine Sonnenschutz-Markise für das Fenster im Schwesternzimmer

Ich selbst sorge in meinem Unternehmen »Lebensspur org« dafür, dass jeder vor unseren Meetings kurz erzählen kann, wie es ihm geht. Für mich ist es selbst verständlich, dass Kaffee, Getränke, Brötchen oder eine kleine Überraschung vorbereitet sind. Als Dankeschön fahren wir einmal im Jahr gemeinsam weg, so hatten wir z. B. einen ganzen Tag bei einer Farb- und Stil Beraterin oder sind gemeinsam auf eine Nordseeinsel geflogen. Ich selbst bin sehr dankbar für meine Trainerinnen und freue mich auf unsere verdienten Auszeiten. Diese Zeit gibt uns die Möglichkeit, einmal anders ins Gespräch zu kommen und etwas voneinander zu erfahren.

»Andere müssen dafür lange kämpfen.«

Frau P. arbeitet als Altenpflegern in einem Seniorenheim. Sie erzählte in einem meiner Seminare zum Team Building: »Ich schätze meine Wohn-bereichsleitung sehr. In unserem Haus wird sehr darauf geachtet, dass wir eine gute Arbeitsatmosphäre haben. Wir haben vor einem Monat bessere Stühle bekommen und eine andere Deckenbeleuchtung. Das war schon wichtig, da das viele dokumentieren am PC viel Zeit in Anspruch genommen hat und wir viel auf unbequemen Stühlen sitzen mussten.
Ich bin dafür sehr dankbar. Von Kollegen aus anderen Häusern höre ich oft, dass sie sehr lange dafür kämpfen müssen, das etwas bestellt oder geändert wird.«

Organisieren

9

Es ist kaum realistisch, im Stationsalltag alle geplanten Termine einzu-halten. Bereits kurz nach Arbeitsbeginn kann die Tagesplanung durch unvorhergesehene Ereignisse durcheinandergeraten - ein Mitarbeiter ist erkrankt, ein Gerät fällt aus oder eine dringende Aufgabe landet unverse-hens in einer falschen Abteilung. Trotz solcher Unwägbarkeiten sollten Sie darauf achten, dass die Mitarbeiter die wichtigsten Tagesziele fixieren und diese versuchen einzuhalten. Aber achten Sie auch darauf, dass es nur einige wenige Ziele sind – klären Sie das mit Ihren Mitarbeitern! Auch die Ziel-erreichung muss realistisch sein. Wenn es wieder einen sehr hektischen Tag im Klinikalltag gegeben hat, ist es wichtig, dass Sie Ihren Mitarbeitern für die erbrachte Leistung danken.

Nur »wichtige« Meetings wahrnehmen

Arbeitnehmer verbringen durchschnittlich etwas über sechs Stunden wö-chentlich in Besprechungen. Doch ist Ihre Anwesenheit wirklich in allen Meetings notwendig? Und wenn ja, müssen Sie die ganze Zeit anwesend sein? Es reicht durchaus aus, wenn Ihre Mitarbeiter nur zu solchen Mee-tings gehen, die für sie wichtig sind, deren Sinn ihnen klar ist, zu denen sie etwas beitragen können und bei denen Ergebnisse erzielt werden.

Nicht zu perfektionistisch sein

Auch wenn der Wunsch, immer alles richtig zu machen, hervorragende Leistungen zu erzielen und sein Bestes zu geben, nicht falsch ist, kann zu viel Perfektionismus für Arbeitnehmer zu einer Belastung werden. Natürlich gibt es Tätigkeiten, bei denen Fehler gefährlich sind. Gerade bei der Arbeit mit Menschen! Wenn Sie aber bei anderen Dingen ein wenig loslassen und Ihren Mitarbeitern die eine oder andere Unvollkommenheit zugestehen, tun Sie Ihrem Unternehmen etwas Gutes. Denken Sie an Vilfredo Pareto mit seiner »80:20-Regel«: Mit 20 Prozent des Aufwands erreicht man 80 Prozent des Ergebnisses, für die restlichen 20 Prozent benötigt man jedoch 80 Prozent des Aufwands. Wägen Sie ab, ob diese letzten 20 Prozent den Aufwand wirklich wert sind und erreicht werden müssen.

Stress erkennen und vorbeugen

Sorgen Sie für Bewegung

Mitarbeiter in sozialen Berufen haben jeden Tag viel Bewegung, wenn sie zu Visiten mitgehen oder zu Patienten und Bewohnern. Hier geht es eher darum, Bewegung sinnvoll zu nutzen, auch die Pausen zur Bewegung zu nutzen – z. B. um spazieren zu gehen. In zwei Kliniken haben Arbeitgeber eigene Fitnessräume für ihre Mitarbeiter eingerichtet und bieten Kurse an. Schon wenige »bewegte Minuten« zwischen der Arbeit am Computer und am Patienten erfrischen und motivieren.

Ausreichend Wasser und »Energie-Snacks«

Gerade Menschen, die im Klinikbetrieb tätig sind, versorgen Patienten und Bewohner hervorragend, vergessen aber in der Hetze des Arbeitsalltags, selbst ausreichend zu trinken. Sie eilen von Termin zu Termin und zwischen Telefonaten, Schreibtischarbeit und Patienten und Angehörigengesprächen bleibt scheinbar kaum Zeit für ein Glas Wasser.

Doch Ihre Mitarbeiter können nur schwer ihre Ausdauer und Energie behalten, wenn sie innerlich austrocknen. Der Körper reagiert mit Konzentrationsproblemen, Kopfschmerzen und Unruhe, wenn wir zu wenig trinken. Empfehlen Sie z. B. eine App, die Ihr Team alle 30 Minuten daran erinnert, etwas zu trinken. Halten Sie kleine gesunde Zwischenmahlzeiten (Obst oder

Müsliriegel) bereit, falls bei Ihren Mitarbeitern der Blutzucker in den Keller rutscht und der Magen knurrt.

»Stress-Signale« erkennen

Ihr Mitarbeiter sieht sich von seinem derzeitigen Arbeitspensum überfordert oder bekommt von Ihnen eine neue Aufgabe zugeteilt, die er kurzfristig bewältigen soll und fühlt sich dem Arbeitsbereich nicht gewachsen. Seine Stressreaktionen zeigen sich z. B. auf folgenden Ebenen:

Reaktionsebene Verhalten

- arbeitet verkrampft und hastig
- fühlt sich »gereizt«
- mangelnde Pausenzeiten führen zum Essen nebenbei
- verfügt über weniger Übersicht und Planung
- kann nicht mehr kreativ arbeiten

Reaktionsebene Körper

9

- Puls erhöht sich
- Blutdruck steigt an
- Atemfrequenz erhöht sich
- Muskelanspannung nimmt zu
- Verdauung lässt nach
- Immunsystem wird geschwächt

Suchen Sie in einem Gespräch gemeinsam mit Ihrem Mitarbeiter nach Lösungen. Dies können Maßnahmen zur Stressreduktion sein wie etwa Meditationsschulungen oder ein zusätzlicher Urlaubstag. Hilfreich können manchmal auch Veränderungen außerhalb des Arbeitsplatzes sein - z. B. die Verlegung einiger Arbeitsbereiche in ein »Homeoffice« oder Hilfestellung bei einer gesunden Lebens- und Arbeitsplanung. Und nicht zuletzt: Auch durch Lob und Aufmerksamkeit, z. B. dass Sie eine besonders hohe Leistungsanforderung Ihrer Mitarbeiter zur Kenntnis nehmen, schaffen Sie eine Atmosphäre, die Ihre Mitarbeiter sich wünschen und die Ihrem Unternehmen letztlich zu Gute kommt.

Belohnungen

Nicht nur Lob und Aufmerksamkeit gegenüber Ihren Arbeitnehmern, sondern auch »Belohnungen« und »Aufmerksamkeiten« fördern ein gutes Arbeitsklima und somit auch die Motivation. Viele meiner Seminarteilnehmer wünschen sich z. B. einen angemessenen Freizeitausgleich bzw. eine finanzielle Honorierung für besondere Leistungen aufgrund spezieller Qualifikationen oder Zusatzaufgaben.

Wenn Sie in Ihrem Unternehmen ein Projekt oder eine zusätzliche Tätigkeit erfolgreich abgeschlossen haben, mit dem Sie und Ihr Team sich einige Monate intensiv beschäftigten, sollten Sie sich und das Team belohnen. Oder haben Sie vielleicht ein bedeutendes Teilziel Ihrer Arbeit erreicht? Dann sollten Sie Ihren Mitarbeitern eine Belohnung gönnen: unternehmen Sie etwas mit ihnen, z. B. eine außerbetriebliche Aktivität oder Veranstaltung, die Ihren Mitarbeitern gut tut und es ihnen ermöglicht, mit einem besseren Gefühl in die nächsten Arbeitstage zu starten.

Auch kleinere Aufmerksamkeiten (»Bonbons«) wie z. B. Pralinen oder belegte Brötchen in den Pausen - zusammen mit einem »aufmerksamen Ohr« für die Belange Ihrer Mitarbeiter – werden ihr Ziel nicht verfehlen.

Beispiel   »Das bestärkt mich in meiner Arbeit«

Seit einigen Jahren schule ich in einem Klinik- und Senioren Verbund die Praxisanleiter/-innen im Bereich Kommunikation. Dabei geht es immer um die Kommunikation mit Auszubildenden. Mit dieser Gruppe von Praxisanleiter/-innen arbeite ich nun schon seit vielen Jahren zusammen und freue mich immer auf unsere Termine. Sie sind alle sehr engagiert, machen sich sehr viele Gedanken um die Auszubildenden und deren Entwicklung. Weil mir dieser Einsatz sehr imponiert, bat ich vor vier Jahren um einen Termin mit dem Pflegdirektor und der Personalabteilung.

Dieser Termin fand sehr zeitnah statt. In dem Meeting berichtete ich von dem tollen Einsatz »meiner Praxisanleiter« und wollte gemeinsam mit den Herren überlegen, wie wir die Praxisanleiter/-innen für ihren Einsatz belohnen könnten. Mein Vorschlag stieß auf Zustimmung. Inzwischen gibt es einen Tag im Jahr, der nur für die Praxisanleiter/-innen ist: Wir fahren gemeinsam mit der Pflegedirektion in ein schönes Hotel (dieses Jahr waren es zwei Tage mit Übernachtung und Planwagentour). Es ist ein »Dankeschön« für die geleistete Arbeit und man kommt durch das abendliche Zusammensitzen mit der Pflegedirektion noch einmal anders ins Gespräch. Die Praxisanleiter/-innen wissen diese »Belohnung« zu schätzen. Eine Praxisanleiterin sagte einmal: »Ich genieße nicht nur diese tolle Fahrt im Jahr und freue mich darauf. Mein Selbstwertgefühl ist dadurch noch einmal gestärkt worden. Ich habe viel mehr Selbstbewusstsein bekommen in dem Bewusstsein, ich bin eine gute Praxisanleiterin. Und das hat mich noch einmal bestärkt in meiner täglichen Arbeit.« Diese Aussage zeigt noch einmal, wie wichtig »Belohnen« auch in Unternehmen ist und was Mitarbeiter daraus ziehen und wie sie dadurch an Kraft gewinnen.

Psychosoziale Beratung, Coaching & Feedback

Psychosoziale Beratung entlastet und stärkt Unternehmen durch qualifizierte Unterstützung ihrer Mitarbeiter in beruflichen und persönlichen Belastungssituationen. Mit umfassenden Beratungsangeboten leistet sie einen wertvollen Beitrag zur Verbesserung der betrieblichen Leistungsfähigkeit. Die personenbezogene Psychosoziale Beratung von Mitarbeitern in sogenannten »Employer Assistance Programs« z. B. (ursprünglich in den 1930er-Jahren in den USA zur Unterstützung bei Suchtproblemen entwickelt), bietet diverse Angebote zur Steigerung der individuellen und organisationalen Lösungskompetenz. Erfahrene Psychologen, Sozialpädagogen und Coaches können bei beruflichen und privaten Problemen, sowie bei psychischen Belastungen am Arbeitsplatz mit dialog- und ressourcenorientierten Methoden und Ansätzen unterstützen und befähigen ihre Mitarbeiter tragfähige Lösungswege zu finden und eigenständig zu verfolgen.

Beratungsschwerpunkte können sein:

Belastungen und Gesundheit am Arbeitsplatz
- Stress
- Konflikte
- Notfälle, Krisen und Traumata

- Gesundheitscoaching
- Suchtverhalten und psychische Auffälligkeiten
- gesundheitsspezifische Qualifizierungsmaßnahmen

Dies sorgt für mehr:
- Motivation
- Leistungsfähigkeit
- Produktivität
- Mitarbeiterbindung
- Arbeitgeberattraktivität

und weniger:
- Konflikte
- Fehlzeiten
- Ausfallkosten
- Fehlleistungen
- Fluktuation

Eine Form der Beratung ist Coaching. Als Coach bin ich in vielen Einrichtungen und arbeite mit Teams. Doch was ist Coaching und warum hilft Coaching, Teams resilienter zu machen?

Definition Coaching

Coaching ist ein professionelles und Klienten orientiertes Selbst- und Veränderungsmanagement. Im Coaching werden die individuellen Ziele der Mitarbeiter erkannt und weiterentwickelt. Viele Mitarbeiter lernen sich selbst im Teamcoaching besser kennen und eigene Ressourcen zu entdecken.

Durch die Coaching Sitzungen wird eine andere Sicht auf die Dinge gefördert und der Mitarbeiter bekommt eine andere Sicht auf die Dinge, eine Klarheit der eigenen Wahrnehmung, Im Coaching werden keine Lösungen oder Rezepte vorgegeben, sondern in einem Prozess gemeinsam erarbeitet. Die Gefühle des anderen werden ernst genommen und wertgeschätzt.

Chancenmanagement
- klärt Selbst- vs. Fremdwahrnehmung;
- schafft Klarheit, eröffnet neue Perspektiven;
- wandelt Wünsche in Ziele um und führt zur Neuorientierung;
- unterstützt das Selbstmarketing: Welche Stärken soll ich fördern?;
- bringt Klarheit und Selbstverständnis in Ihre Struktur.

Ressourcenmanagement
- hilft Ballast abzuwerfen und Geist und Seele zu »entrümpeln«;
- hilft Prozesse sach- und personengerecht zu gestalten;
- entlarvt Energieräuber.

Konflikt- und Krisenmanagement
- macht handlungs- und lösungsfähig;
- eröffnet ungewohnte Blickwinkel und Betrachtungsweisen;
- schafft Alternativen, entdeckt Potenziale;
- klärt die Rollenverteilung;
- löst unbrauchbare Verstrickungen.

9

> **Beispiel**   **Die Gesundheitspflegerin und der »Seelenstriptease«**

Frau G. (28 Jahre) war zum ersten Mal in einem Teamcoaching und sagte zu Beginn: »Also, ich habe so etwas noch nie mitgemacht, aber schon von anderen Kollegen in anderen Häusern gehört, dass hier alles breitgetreten wird. Ich hab keine Lust auf »Seelenstriptease.«
Das sind Sätze, die ich schon einmal öfter höre vor Coaching-Sitzungen. Oft steckt die Angst dahinter, zu viel von sich preisgeben zu müssen, sich zu öffnen oder sich vor den Kollegen zu blamieren. Coaching und Beratungssitzungen helfen, Klarheit zu bekommen, ein anderes Verständnis für andere, seine eigenen Stärken, die einem noch nicht bewusst sind, zu erkennen. Das wiederum führt zu mehr innerer Stärke, mehr Selbstvertrauen und hilft, Lösungen zu finden und Probleme anzugehen, mehr Selbstvertrauen zu bekommen, resilienter zu werden.

Feedback geben

> **Definition** ▸ **Feedback**
>
> Feedback (engl.: »Rückmeldung«, »Rückinformation«) bezeichnet in der Kommunikation von Menschen die Rückübermittelung von Informationen durch den Empfänger einer Nachricht an den Sender jener Nachricht. Diese Informationen melden dem Sender, was der Empfänger wahrgenommen bzw. verstanden hat, und ermöglichen dem Sender durch etwaige Korrektur des Verhaltens auf die Rückmeldungen des Empfängers zu reagieren.

Der Begriff »Feedback« bedeutet eine Rückmeldung bzw. eine Beurteilung durch eine andere Person zu bekommen. Jeder Mensch hat in der Regel eine Selbstwahrnehmung, bekommt er von seinem Gegenüber ein Feedback, wird diese Selbstwahrnehmung – soweit wie möglich - durch eine objektive Fremdwahrnehmung ergänzt. Wer einer anderen Person ein Feedback gibt, kann ihr so mitteilen, wie ihr Verhalten wirkt oder ankommt. Das ist oft sehr hilfreich, denn so erfahre ich als Feedbackempfänger, wie die Situation oder Leistung beurteilt wird, oder welche Verbesserungspotenziale erkannt werden. Feedback im beruflichen Kontext ist nahezu unerlässlich, um sich weiterzuentwickeln. Um ein Feedback wertschätzend und klar zu geben, braucht es klare Regeln.

Feedback können Sie einsetzen, um
- die Leistung Ihrer Mitarbeiter festzustellen und zu bewerten;
- abgeschlossene Projekte zu bewerten;
- Kompetenzen zu analysieren;
- die Weiterentwicklung von Mitarbeitern zu planen (z. B. im Mitarbeiterjahresgespräch);
- persönliche oder berufliche Konflikte zu lösen;
- Zielsetzungen und Zusammenarbeit zu bewerten;
- Die Motivation zu steigern.

Bekomme ich als Mitarbeiter oder Schüler in der Gesundheitsbranche ein Feedback von meinem Vorgesetzten, stellt ein Feedback für beide Seiten eine Herausforderung dar. Wenn es sich um ein professionelles Feedback handelt, geht es sowohl um Lob als auch um Kritik. Je nachdem, wie ein Mensch sozialisiert wurde und wie er gelernt hat, mit Rückmeldungen umzugehen, kann ein Mitarbeiter besser oder schlechter mit Feedback umgehen. Das bedeutet: Ein Feedback berührt oft auch sehr sensible Bereiche, wie z. B. die Lernbereitschaft, die Weiterentwicklung oder auch das Verhalten im Team.

Feedback motiviert. Geld motiviert nicht allzu gut und erst recht nicht lange. Konstruktive Rückmeldungen dagegen schon, wie etwa Prof. Dr. Richard Conniff von der Yale Universität feststellte:

- »Regelmäßiges Feedback kann die Motivation und Leistung von Mitarbeitern um 10 % steigern.
- Erreichte Ziele und gute Leistungen zu würdigen, verbessert die Motivation gar um 17 %.«[6]

9

Beispiel »Dreimal im Jahr nimmt sich unsere Pflegedirektorin für uns ein bisschen Extra-Zeit«

Herr G. arbeitet seit zehn Jahren in derselben Klinik und er ist sehr gern dort: »Was ich ganz toll finde, ist, dass unsere Pflegedirektorin sich dreimal im Jahr die Zeit nimmt und alle Stationen und die Mitarbeiter besucht. Meistens bringt sie Brötchen mit und fragt, wie es dem Team geht, gibt uns ein Feedback über unsere Arbeit und die Patientenzufriedenheit. Sie ist sehr authentisch und ich persönlich freue mich immer sehr über ihre Besuche. Es ist eine Wertschätzung uns und unserer Arbeit gegenüber. Ich weiß, was ich kann und kann mich selbst motivieren, aber so ein Feedback und Dank finde ich einfach klasse.«

---

[6] Feedback geben: Regeln, Beispiele, Tipps. Im Internet: https://karrierebibel.de/feedback-geben/ [Zugriff am 19. Juli 2018]

Die fünf Regeln für gelungenes Feedback

1. Feedback-Regel: Atmosphäre schaffen und Empathie zeigen
   Für ein Feedback brauchen Sie eine ruhige Atmosphäre. Ist es ein Einzel-Feedback, also ein Gespräch unter vier Augen, sollten Sie es auch in einem ruhigen Raum führen, sodass Ihr Gegenüber keinesfalls vor anderen bloßgestellt wird. Gehen Sie mit viel Empathie auf Ihr Gegenüber eingehen, denn Sie wollen ihn weder verletzen noch verunsichern, sondern motivieren.

2. Feedback-Regel: Den richtigen Zeitpunkt wählen
   Feedback ist am wirksamsten, wenn der Feedbacknehmer dafür aufnahmebereit ist. Sie müssen also rechtzeitig Ihr Feedback ankündigen. Die zu besprechenden Situationen und Vorgänge sollten nicht zu weit zurückliegen, da sonst der Bezug zur Situation zunehmend verblasst.

3. Feedback-Regel: Ich-Botschaften formulieren
   Ihre konstruktive Kritik sollte immer sehr konkret sein. Verallgemeinerungen und pauschale Aussagen helfen dem Mitarbeiter nicht weiter, daraus lassen sich keine sinnvollen Handlungen ableiten. Damit ein Feedback nachvollziehbar ist, ist es wichtig, eine Verhaltensweise oder einen Vorgang möglichst konkret zu benennen. Rückmeldungen von Vorgesetzten und Kollegen werden besser angenommen, wenn sie mit »Ich Botschaften« formuliert werden, da es sich um eine subjektive Aussage handelt.

4. Feedback-Regel: Fokussierung auf das Wesentliche
   Wenn Sie einem Mitarbeiter ein Feedback geben, sollten Sie sich auf wenige konkrete Punkte fokussieren und differenzieren, wo eine wertschätzende und klare Rückmeldung wichtig ist und welche Punkte zu einem späteren Zeitpunkt angesprochen werden können, um den Feedbacknehmer nicht zu überfordern

5. Feedback-Regel: Neue Perspektiven aufzeigen und Rückmeldungen annehmen
   Bringen Sie den Empfänger nicht in die unglückliche Situation, dass er sich rechtfertigen muss. Ein Feedback soll dem Mitarbeiter konstruktiv neue und andere Perspektiven aufzeigen! Sie müssen es schaffen, dem Mitarbeiter die Situation wertfrei zu beschreiben, ohne ihn zu beleidigen oder zu maßregeln. Ein reflektierter Feedback-Geber wird seine Empfehlungen nie so formulieren, als wären sie der Weisheit letzter Schluss. Vielmehr sollte er das Gegenüber aussprechen lassen, Offenheit signali-

sieren und natürlich auch seinerseits Feedback anzunehmen. So kann ein Dialog auf Augenhöhe entstehen.

In meinen Seminaren habe ich immer wieder einmal Auszubildende, was ich persönlich sehr bereichernd finde, weil die Generation Y sich Anerkennung und eine angemessene Rückmeldung wünscht. Einige Auszubildende erleben in ihrer Berufspraxis ganz tolle Pflegekräfte und berichten von sehr guten Anleitungssituationen und was sie alles täglich lernen dürfen. Es gibt jedoch auch Auszubildende, die nicht so viel Glück haben ...

Beispiel   **»Ich wurde ausgeliehen...«**

Sebastian, Auszubildender in einer Klinik, berichtete: »Ich war schon eine Woche auf einer chirurgischen Station eingesetzt. Wir hatten sehr viel zu tun und ich versorgte zusammen mit meiner Praxisanleiterin gerade meine Patienten, als eine andere Pflegekraft kam und zu meiner Anleiterin sagte: »Du, kannst du mir mal deinen Schüler ausleihen?« Ich fand das unmöglich. Warum konnte sie mich nicht selbst fragen, ich stand schließlich direkt daneben! Was ist das für eine Art und Weise, mit Menschen, mit Schülern, umzugehen. Ich bin doch kein Sachgegenstand!

Aber es kam noch schlimmer, denn meine Praxisanleiterin sagte: »Ja, kannst ihn mitnehmen.« Ist das nicht unglaublich? Manchmal habe ich keine Lust mehr auf diesen Beruf. Wo ist da die Wertschätzung? Und wenn etwas nicht sofort erledigt wird, wird gleich gemeckert. Manchmal frage ich mich, ob ich diesen Beruf wirklich ausüben will.«

9

Vielleicht erkennen Sie sich gerade wieder und kennen auch solche Aussagen? Oft ist uns nicht bewusst, wie wir mit Auszubildenden sprechen. Doch es ist wichtig, sie persönlich anzusprechen, ihnen ein angemessenes Feedback zu geben, sie zu wertschätzen. Denn diese jungen Menschen sind »die Kollegen von Morgen«. Damit diese jungen Menschen resilienter werden, benötigen sie Vorbilder, die ihnen Wege aufzeigen, wie auch sie resilient werden

• Durch eine optimistische Grundhaltung und Stimmung (Zauberstab 1 Optimismus)

- Akzeptanz der Leistungsgrenzen und realistische Rahmenbedingungen (Zauberstab 2 Akzeptanz & Achtsamkeit)
- Offenheit und Improvisationsvermögen bei unvorhersehbaren Ereignissen und veränderten Situationen (Zauberstab 8 Improvisationsvermögen & Lernbereitschaft)
- Transparenz und Lösungsorientierung bei Problemen und Konflikten (Zauberstab 3 Lösungsorientierung & Kreativität)

Junge Menschen, die sich für einen helfenden Beruf entscheiden , trotz immer wieder negativer Presse, benötigen unsere ganze Unterstützung, damit sie lernen, mit Belastungen in angemessener Form umzugehen und dabei psychisch wie physisch gesund zu bleiben und resilienter werden.

Offenheit (Transparenz)

In vielen Unternehmen erlebe ich heute bereits eine offene Kommunikationskultur. Viele Führungskräfte und auch Mitarbeiter müssen diese Offenheit allerdings erst einmal lernen, denn Offenheit kann auch überfordern. Offenheit ist wichtig im Umgang mit Vorgesetzten, Ärzten, Kollegen, Patienten, Bewohnern und Angehörigen. Heute befinden wir uns im Zeitalter der Transparenz, der Offenheit. Durch Offenheit gewinnen Unternehmen!

Wie verstehen Mitarbeiter Transparenz?
In meinen Seminaren erlebe ich auch Mitarbeiter, die sich eine andere Form der Kommunikation innerhalb ihres Unternehmens wünschen und sich häufig nicht ausreichend informiert fühlen. Wie sollen Mitarbeiter eine Unternehmensstrategie umsetzen, wenn ihnen Abläufe oder Prozesse nicht ausreichend bekannt sind?

Menschen in der Gesundheitsbranche wollen wissen, für welches Ziel sie arbeiten, und wollen verstehen, was der tiefere Sinn ist. Werden Prozesse in Unternehmen nicht transparent gemacht und fehlt die offene Kommunikation, können die Umsetzung und die Identifikation nicht stattfinden. Eine transparente Kommunikation bindet den Mitarbeiter ein und führt zu mehr Zufriedenheit. Mitarbeiter haben so die Möglichkeit zu reifen und zu wachsen. Sie sind somit in der Lage, Probleme zu lösen und eine Weitsicht zu entwickeln, kurz: resilienter zu werden!

Folgende Informationskanäle unterstützen dabei:

- Regelmäßige Teamsitzungen, in denen neue Prozesse festgelegt sowie überprüft werden.
- Rechtzeitige E-Mails, die wichtige Änderungen bekanntgeben, um darauf reagieren zu können.
- Informationsveranstaltungen, Seminare und regelmäßiger Austausch.
- Förderung des aktiven Austauschs unter den Mitarbeitern, Rückzugsmöglichkeiten (Sozialräume), die Behaglichkeit vermitteln. Das stärkt das WIR-Gefühl.

> *Beispiel* **Die Sache mit dem Rauchen**

Herr F., Geschäftsführer eines großen Klinikverbundes, kam mit einem Problem zu mir: » In unserem Haus ist das Rauchen im Klinikgebäude schon lange verboten. Wir haben zwei Raucherpavillons, die die Mitarbeiter innerhalb der Pausen aufsuchen können. Nun standen vor ein paar Tagen einige rauchende Mitarbeiter einer Station im Raucherpavillon zusammen, als zwei Nichtraucher dazukamen. Die Raucher fragten:»Habt Ihr nichts zu tun?« Sie können sich vorstellen, was für ein Unmut daraufhin losbrach. Ich bin mit meinem Latein am Ende. Wir denken, ein von nun an absolutes Rauchverbot für alle Mitarbeiter ist die beste Konsequenz, damit wieder Ruhe einkehrt. Was meinen Sie dazu?«

Ich dachte einen kurzen Moment nach und sagte:»Ich glaube, es ist nicht der richtige Weg. Sie würden hier mit negativen Verstärkern arbeiten und das wiederum führt zu Unmut, Konflikten und wäre nicht die richtige Lösung.«

Der Geschäftsführer fragte:»Und was, meinen Sie, ist die richtige Lösung?« Meine Antwort: »Positive Verstärker! Wer jahrelang das Nachsehen hatte, waren die Nichtraucher und die gilt es nun zu belohnen und wertzuschätzen.«

Der Geschäftsführer war irritiert, aber ich hatte einen Vorschlag für ihn: »Besteht die Möglichkeit, den Nichtrauchern in diesem Jahr zwei Tage Extra-Urlaub zuzusprechen, für all die Zeit, in der sie allein auf den Stationen waren und die Mehrarbeit erledigt haben, wenn die Raucher im Raucherpavillon waren? Es wäre prima, wenn Sie eine Tabelle erstellen

9

könnten, in der alle Mitarbeiter erfasst werden und dann in einer Vollversammlung alle informieren, dass sich jeder Mitarbeiter entscheiden kann,
ob er aufhören möchte zu rauchen, und zwei zusätzliche Tage Extraurlaub
bekommt, oder ob er weiterrauchen möchte.«
Herr F. sah mich lange an und sagte: »Das ist eine prima Idee, aber das
muss ich erst einmal besprechen.«

Tatsächlich trat diese Regelung sechs Wochen später in Kraft und nach der
Evaluation ein Jahr später zeigte sich, dass 56 Prozent der Raucher aufgehört hatten, in der Klinik zu rauchen. Parallel zu dieser Maßnahme wurde
ein Pausenraum eingerichtet, in dem die Mitarbeiter in Ruhe lesen oder Tee
trinken können. An zwei Tagen in der Woche besteht die Möglichkeit, mit
einem Yogatrainer in der Pause Meditations- und Yogaübungen umzusetzen.

Die allgemeine Zufriedenheit der Mitarbeiter in der Klinik ist für mich
jedes Mal spürbar, wenn ich dort bin und Seminare gebe. So hat hier die
Geschäftsführung nicht nur daran gearbeitet, Probleme von Mitarbeitern
ernst zu nehmen, sondern ihnen einen Weg vermittelt, resilienter zu werden.

Vertrauen
In dem vorherigen Beispiel haben Geschäftsführung und Klinikleitung etwas sehr Wichtiges geschafft: Die Mitarbeiter haben gelernt zu vertrauen.
Sie erfahren Wertschätzung und reagieren mit Verständnis. Die Leitungsebene hat mit der offenen Kommunikation signalisiert, dass die Sorgen und
Bedürfnisse aller Mitarbeiter ernst genommen werden.
Und die Mitarbeiter aller Stationen waren bereit, Verantwortung für ihr
Handeln zu übernehmen. Das hat der Geschäftsleitung geholfen und so
konnten alle Beschäftigten miteinbezogen werden. Diese Umsetzung war
keine mündliche Absprache, sondern wurde öffentlich durch eine Exceltabelle, die für alle sichtbar war, transparent gemacht.
Entscheidend ist hier die konsequente Umsetzung der Geschäftsführung
denn entsteht bei den Mitarbeitern der Eindruck, dass es sich hier nur um
leere Worte handelt, käme es zu einem Vertrauensverlust. Wer von seinen
Mitarbeitern unternehmerisches Handeln erwartet, muss ihnen entspre

chende Informationen an die Hand geben. Wichtig ist hier, die Mitarbeiter zu Mitgestaltern zu machen und ein Mitspracherecht einzuräumen. Das schafft Vertrauen und motiviert.

Partizipation

An Entscheidungen teilhaben lassen

Wenn sie Mitarbeiter an Entscheidungen beteiligen, können in Unternehmen wie in der Gesundheitsbranche Strategien und Pläne schneller umgesetzt werden. Entscheidend bei Beteiligungsprozessen ist, Mitarbeiter rechtzeitig mit einzubeziehen und nicht erst, wenn sich etwas im Unternehmen verändert. Ich erlebe in meinen Seminaren und Teamcoachings immer wieder engagierte Mitarbeiter, die sich gern aktiv in Prozesse einbringen würden und auch an Entscheidungen teilhaben möchten. Bei der Frage nach der Mitarbeiterbeteiligung gilt es deshalb zu klären:

- Bei welchen Themen werden die Mitarbeiter in die Entscheidungsfindung eingebunden?
- Welche Stärken haben die Mitarbeiter?
- Welche Rolle spielen die Führungskräfte als die eigentlich verantwortlichen Personen?
- Wie werden Prozesse strukturiert und gestaltet?

9

Unterschiedliche Ansätze von Partizipation

Man unterscheidet zwei unterschiedliche Ansätze von Partizipation. Die Mitarbeiterbeteiligung bzw. die Partizipation geht von einer Zweiteilung des Unternehmens aus: So haben wir auf der einen Seite die Führungskräfte, die für die Planung zuständig sind und Entscheidungen treffen. Auf der anderen Seite stehen die Mitarbeiter, die die operative Arbeit erledigen. Die Frage ist also: Delegation oder Partizipation?

Delegation

Beim Delegieren von Aufgaben, Prozessen und Befugnissen wird die Verantwortung vollständig an die Mitarbeiter übertragen.

Partizipation

Bei der Partizipation bleibt die Verantwortung bei den Führungskräften und die Mitarbeiter tragen eine Mitverantwortung.

Empowerment

Empowerment meint, dass die Mitarbeiter grundsätzlich mehr Verantwortung und Handlungsspielräume bekommen, sodass ihr Nutzen für das Unternehmen steigt.

Warum Partizipation wichtig ist

In vielen Kliniken erlebe ich eine gute Zusammenarbeit zwischen Geschäftsführung, Pflegedirektion, Chefärzten und Mitarbeitern. Früher gab es in vielen Unternehmen einen autokratischen Führungsstil, bei dem alle Entscheidungen von der Geschäftsleitung getroffen und umgesetzt wurden. Somit war die Macht in den Unternehmen auf eine oder sehr wenige Personen beschränkt.

Ein partizipativer Führungsstil hingegen bedeutet, dass die Bedürfnisse aller Mitarbeiter und Menschen im Unternehmen wahrgenommen werden. Mitarbeiter möchten Anerkennung und Wertschätzung erfahren und auch Leistung bringen. Werden sie nicht in Prozesse mit einbezogen und wird ihre Leistung nicht wertgeschätzt, werden Mitarbeiter krank, gehen in die »innere Kündigung«, bringen keine Leistung und verlassen den Klinikbetrieb.

Tragen Mitarbeiter dagegen Mitverantwortung, hat das viele positive Effekte:
- raschere und effektivere Umsetzung von Strategien und Plänen
- bessere Zusammenarbeit unter den Mitarbeitern
- große Motivation der Mitarbeiter
- Rückgang von Krankenstand, innerer Kündigung und Fluktuation

Beispiel **Konflikt mit einer Kollegin im Team**

Vor ca. vier Jahren bat mich Herr P., Einrichtungsleiter einer Senioreneinrichtung, zu einem Gespräch und erzählte mir von einem Konflikt auf einem Wohnbereich. »Eine Mitarbeiterin, eine junge Frau (ich nenne sie hier einmal Claudia) ist seit sechs Jahren auf dem Wohnbereich, 35 Jahre alt, alleinerziehend und Mutter eines fünfjährigen Sohnes. Die Kollegen haben diese junge Mitarbeiterin immer unterstützt und sie musste während der letzten Jahre nicht einmal am Wochenende einspringen. Das sehr empathische Team hat die Dienste übernommen und das sehr gern gemacht.

Inzwischen hat sich jedoch einiges geändert, sowohl die Lebensumstände einiger Mitarbeiter als auch die Situation von Claudia, die inzwischen mit ihrem Lebensgefährten und ihren Eltern in einem Haus lebte.

Das Team hat einen großen Konflikt mit Claudia, weil sie nicht bereit ist, auch mal am Wochenende einzuspringen, obwohl ihre Lebensumstände das durchaus möglich machen würden. Das Team ist sauer und einige wollen kündigen.«

Ich klärte zunächst mit Herrn P., dass ich nur dann das Teamcoaching übernehmen würde, wenn der Prozess und die Entscheidungsfreiheit bei mir und dem Team liegen müssten. Er versicherte mir, sich aus dem Entscheidungsprozess herauszuhalten.

Da ich das Team von einem Teamcoaching kannte, war ich sehr überrascht, wie ungehalten die Mitarbeiter waren. Im Coaching erarbeiteten wir neben der allgemeinen Befindlichkeit und der neuen Situation Regeln, wie das Team, inclusive Claudia, nun die Dienste abdecken wollte. Diese neue Regelung wurde von allen Teammitgliedern unterschrieben. Eigentlich eine Einigung, die mich überraschte.

Am nächsten Tag rief mich der Einrichtungsleiter an und berichtete mir, das Claudia sich überrumpelt gefühlt und deshalb unterschreiben hatte, sie es aber nicht einsähe, am Wochenende einzuspringen.

Zwei Tage später hatten wir einen erneuten Coaching-Termin. Nach einer Stunde war sich das Team einig, dass niemand mehr die Dienste für Claudia übernehmen wollte. Eine Kollegin sagte: »Mein Mann ist nun auf Montage und wenn ich am Wochenende einspringe, sehe ich ihn kaum noch. Ich finde, wir haben Claudia nun lange genug unterstützt und jetzt kann sie auf Grund ihrer neuen Lebenssituation auch einmal einspringen.

Claudia signalisierte Einsicht, unterschrieb den Teamvertrag und ich dachte, nun wäre alles geklärt.

Am nächsten Tag rief mich der Einrichtungsleiter an und teilte mir mit, dass Claudia gekündigt hätte und sich woanders bewerben würde. Diese Neuerungen teilte er dem Team mit und sorgte innerhalb einer Woche für eine neue Mitarbeiterin auf dieser Station.

Nach sechs Wochen erfuhr ich im Gespräch mit Herrn P., dass Claudia in einer anderen Einrichtung eine Stelle gefunden hätte, aber gern wieder auf ihren alten Wohnbereich zurück wolle. Dies ist jedoch nicht geschehen. Allerdings hat sie auf einem anderen Wohnbereich angefangen. Hier wurden im Vorfeld mit den Mitarbeitern gemeinsam Regeln aufgestellt, die auch für Claudia nun kein Problem mehr sind.

An diesem Beispiel lassen sich die unterschiedlichen Möglichkeiten für die Entscheidungsfindung gut erläutern. Welche Form die richtige ist, lässt sich nicht beantworten, da es verschiedene Indikatoren für eine Entscheidung gibt, z. B. welche Konflikte anstehen, wann eine Entscheidung getroffen sein muss oder auch die Form der Unternehmenskultur. Diese Möglichkeiten gibt es:

1. Die Führungskraft trifft alle Entscheidungen allein, ohne diese den Mitarbeitern zu erklären.
2. Die Führungskraft trifft alle Entscheidungen allein, erklärt den Mitarbeitern aber die Hintergründe und mögliche Beweggründe.
3. Die Führungskraft erkundigt sich nach den Meinungen und Ansichten der Mitarbeiter, bevor sie eine Entscheidung trifft und berücksichtigt diese bei ihrer Entscheidung.
4. Bei Entscheidungen haben alle Mitarbeiter ein Mitspracherecht.
5. Die Führungskraft delegiert die Entscheidungsbefugnis an einen ausgewählten Mitarbeiter oder an mehrerer Personen.

Mitarbeiterbeteiligung behutsam einführen
Wenn Mitarbeiter bislang eine Form der Unternehmenskultur erlebten, bei der sie sich wenig oder gar nicht einbringen konnten, braucht es Zeit und Einfühlungsvermögen, um diese Mitarbeiter behutsam an eine Beteiligung heranzuführen.

In der Gesundheitsbranche erlebe ich einige Unternehmen, die den Mitarbeitern zwar die Möglichkeit geben, sich in Ethikkommissionen, Qualitätszirkeln oder im Gesundheitsmanagement einzubringen, sie aber im Alltagsgeschäft nicht beteiligen.

Wer das ändern will, muss vor allem auf folgende Aspekte achten:

- **Prozess vorbereiten**
  Als Führungskraft müssen Sie genau überlegen, wie die Ausgangssituation ist und welche Zielrichtung Sie verfolgen. Wobei genau sollen die Mitarbeiter beteiligt werden?
    – Was spricht für eine Mitarbeiterbeteiligung und was dagegen?
    – In welcher Form kann die Umsetzung erfolgen?
    – Wie soll das Endergebnis aussehen?
- **Fahrplan aufstellen**
  Wenn der Prozess vorbereitet wird, brauchen Sie einen klaren Fahrplan bzw. einen roten Faden.
- **Entscheidungsregeln festlegen**
  Die Entscheidungsregeln müssen zu Beginn festgelegt werden. Die Geschäftsleitung benennt die wichtigsten Kriterien, die auch beachtet werden müssen. Wichtig ist, dass sich alle Mitarbeiter beteiligen können und auch über alle laufenden Arbeiten informiert sind.

9

9.1.2 »Nein-Sagen« akzeptieren

Kennen Sie die folgende Situation? Sie haben die nächsten zwei Tage frei und heute zum letzten Mal Frühdienst. Gerade, als Sie alle Aufgaben erledigt haben, die Patienten gut versorgt, die Visite erfolgreich ausgearbeitet, steht die PDL vor der Tür und bittet Sie darum, die nächsten zwei Tage bitte einzuspringen. Ehe Sie noch überlegen können, kommt Ihnen Ihre nette Kollegin zuvor, die niemals Nein sagt – und springt auch dieses Mal gern ein. Solche netten Kollegen machen das Leben leichter. Doch wer anderen seine Hilfe nur allzu bereitwillig zukommen lässt, zahlt dafür einen hohen Preis: sich immer wieder selbst zu überlasten, sich zu verzetteln, führt dazu, mehr Fehler zu machen. In meinen Seminaren höre ich immer wieder, dass solche hilfsbereiten Kollegen nicht respektiert werden. Viel weniger als jene Kollegen, die ganz klare Grenzen setzen. Was leicht zu haben ist, hat offensichtlich automatisch weniger Wert. Halten sich Kollegen jedoch zurück und verweigern auch einmal einen zusätzlichen Dienst, werden sie häufiger von Bittstellern umringt und geachtet. Darum: Lernen Sie Nein zu sagen – ganz ohne Schuldgefühle. Es macht Sie auf Dauer resilienter!

Vorsicht: Gefälligkeitsfalle!

In vielen Coachings und Seminaren sagen mir Mitarbeiter, dass das Wort »Nein« im Stationsalltag ein Tabu ist. So erzählte mir eine Altenpflegern, die seit acht Jahren auf einem Wohnbereich einer Senioren Einrichtung arbeitet: »Wenn ich Nein sage, habe ich Angst, als faul abgestempelt zu werden, oder die Kollegen denken, ich bin nicht bereit, ein wenig mehr zu tun. Oder ich bin unkollegial und lasse meine Kollegen im Stich, die doch dringend eine helfende Hand benötigen. Manchmal habe ich auch Angst, dass sie meinen, ich sei nicht kompetent und würde es nicht schaffen, den Wohnbereich allein zu meistern.«

Viele Mitarbeiter sagen lieber zu allem Ja und Amen, bevor sie, wie sie meinen, Ärger bekommen. Das ist jedoch ein großer Fehler:

- Sie werden ständig von allen ausgenutzt.
- Sie sind nicht in der Lage, sich durchzusetzen.
- Sie versuchen immer, es allen Kollegen recht zu machen.
- Sie machen sich abhängig von der Meinung anderer.
- Sie überlasten sich ständig und rutschen in eine Stresssymptomatik.

Dieses Phänomen, im Berufsalltag oder im Privatleben eine Bitte nicht ausschlagen zu können, hat längst einen einschlägigen Namen in der Literatur: Die Gefälligkeitsfalle. Bittet jemand Sie um einen Gefallen, ist das ein Appell und zwar an ihre Hilfsbereitschaft, an Ihr Pflichtbewusstsein. Sie reagieren aber aus Ihrem Bedürfnis nach Anerkennung, Liebe und Harmonie (▶ Kap. 5.1.3).

In erster Linie geht es darum, sich bewusst zu machen, warum Sie immer Ja sagen, wenn Sie doch eigentlich Nein meinen. Ist es Angst? Befürchten Sie, dass man Ihnen einen Wunsch abschlagen wird, wenn Sie jetzt nicht zustimmen? Suchen Sie nach Anerkennung und Wertschätzung für Ihren Arbeitseifer?

Bevor Sie eine Entscheidung treffen, also Ja oder Nein sagen, nehmen Sie sich eine kleine Auszeit und fragen Sie sich einmal, warum Ihnen ein »Nein« so schwer über die Lippen kommt.

Mögliche Ängste oder Ursachen

- Wer nicht Nein sagen kann, fühlt sich geschmeichelt und braucht Anerkennung.
- Wer nicht Nein sagen kann, leidet am Helfer-Syndrom.
- Wer nicht Nein sagen kann, hat Angst vor Ablehnung durch die Kollegen.
- Wer nicht Nein sagen kann, fürchtet die Konsequenzen.
- Wer nicht Nein sagen kann, fühlt sich verantwortlich.
- Wer nicht Nein sagen kann, vergleicht sich mit anderen.

Im Berufsleben ist ein »Nein« nicht nur ein Selbstschutz: Sie erhalten Ihre Arbeits- und Leistungsfähigkeit, wenn Sie Ihre Grenzen wahr- und ernstnehmen. Wer physisch und emotional immer nur die Belange der anderen erfüllt, brennt unweigerlich aus – und ist weder den Kollegen noch der Familie daheim eine Hilfe. Insofern ist es wichtig und gesundheitsfördernd, ein klares Nein sagen zu können.

Werden Sie von Vorgesetzten etwa um einen zusätzlichen Dienst gebeten, ist es hilfreich sich nicht überrumpeln zu werden. Fragen Sie sich zunächst:

- Wer bittet mich um diesen Gefallen?
- Wem hilft es auf lange Sicht, wenn ich immer wieder einspringe?
- Deckt sich die Bitte der anderen Person mit meinen eigenen Werten oder Zielen?
- Habe ich gerade Energie und Geduld, um diese Bitte zu erfüllen?
- Erlebe ich die Fürsorgepflicht meines Arbeitgebers?

9

Beispiel   **»Dein Nein ist völlig okay«**

Die Stationsleitungen eines großen Uniklinikums berichteten mir, dass es ihnen oft sehr schwerfällt, Kollegen und Mitarbeiter anzurufen und um ein Einspringen am Wochenende zu bitten. Eine Leitungskraft sagte: »Natürlich rufe ich gern die Mitarbeiter an, die eher bereit sind, einzuspringen, als die, die erst Absprachen mit der Familie treffen müssen, oder einen Babysitter brauchen. Sicherlich ist das nicht fair. Aber als Leitungskraft acht Personen anzurufen, um immer wieder ein Nein zu hören, ist auch schwer auszuhalten.«

Im Rollenspiel übten wir diese Situationen und machten dann einen Perspektivwechsel. Fazit: Wenn es einzelnen Mitarbeitern schwerfiel und die Leitungskräfte am Telefon ein schlechtes Gewissen bei ihrem Gegenüber verspürten, sagen sie nun: »Dein Nein ist völlig okay. Genieß dein Wochenende. Ich werde schon jemanden finden.«
Mitarbeiter, mit denen ich eine Woche später zusammen im Seminar arbeitete, fanden diese Aussage sehr entlastend.

Nein sagen, ohne zu verletzen

Der wichtigste Schlüssel, um zukünftig ein klares Nein formulieren zu können, ist ein gesundes Selbstwertgefühl. Wenn Sie sich selbst schätzen, können Sie auch selbstbewusst Nein sagen und tun dies in der Überzeugung, dass Ihnen keiner böse ist. Indem Sie Ihr Selbstbewusstsein stärken, stärken Sie auch Ihre Abwehrkräfte gegenüber einer Grenzverletzung oder mindern die Gefahr, ausgenutzt zu werden.

Die große Kunst dabei ist es, ein Nein so auszusprechen, dass es den anderen nicht verletzt. Ihre Absage muss also wertschätzend, empathisch und klar formuliert werden. Viele Pflegekräfte haben Angst vor Ablehnung. Sie glauben, ein Nein sei unfreundlich oder sie würden den Bittenden vor den Kopf stoßen. Sagen Sie Nein und

- bieten Sie Alternativen an;
- verdeutlichen Sie die gesundheitlichen Folgen, wenn Sie der Bitte entsprächen;
- spiegeln Sie Ihrem Gegenüber die Situation;
- bleiben Sie konsequent;
- fassen Sie Ihre konkrete Situation kurz und klar zusammen.

Nein sagen können ist auch eine soziale Kompetenz. Die Grundlage für ein sozial kompetentes Verhalten liegt jedoch in **Ihrem Denken**: Ihre Gedanken können Sie daran hindern, oder dabei unterstützen, sich »selbstsicher« zu fühlen. Wenn Sie damit beginnen, neue sozial kompetente Verhaltensweisen zu erlernen, ist es erforderlich, gedanklich neue Wege zu gehen und auch neue Ausdrucksformen zu finden. Tabelle (▶ Tab.7) gibt Ihnen Beispiele für negative Gedanken und für deren positive, hilfreiche Alternativen.

Tab. 7: Negative Gedanken und positive Alternativen

Blocker	Helfer
Ich bin darauf angewiesen, dass die Person mich mag.	Ich würde mich freuen, von dieser Person geschätzt zu werden, aber ich bin nicht darauf angewiesen und könnte auch ohne ihre Anerkennung leben.
Ich darf niemals die Gefühle von anderen Menschen verletzen.	Es ist bedauerlich, dass die Gefühle mancher Menschen verletzt werden. War das meine Absicht?
Ich bin egoistisch, wenn ich um etwas bitte, was ich mir wünsche, dass ...	Warum sollte ich mit mir schlechter umgehen. als mit anderen? Auch ich habe das Recht, Wünsche zu äußern.
Ich kann Streitereien nicht ertragen.	Streitereien sind nicht schön, ich kann sie aber aushalten.

Dieses Beispiel kennen Sie sicherlich aus dem Pflegealltag: Eine Kollegin, die wie Sie schon eine ganze Woche gearbeitet hat, spricht Sie am Freitagvormittag vor Ihrem freien Dienstwochenende an: »Du, ich bin am Wochenende eingeladen, könntest du für mich vielleicht den Samstagnachmittag und am Sonntag den Frühdienst übernehmen? Ich weiß, es ist sehr kurzfristig, aber diese Einladung ist sehr wichtig für mich.«

Schon geraten Sie ins Grübeln und möchten gern Teamplayer sein. Sie fühlen sich in die Enge gedrängt und haben einen Konflikt. Auf der einen Seite möchten Sie der Kollegin gern helfen, auf der anderen Seite merken Sie, das Sie das Wochenende unbedingt zum Regenerieren benötigen und haben schon mit der Familie Pläne geschmiedet. Was denken Sie?

Tab. 8: Konflikte des Teamplayers

Ungünstige Gedanken	Günstige Gedanken
»Sie ist bestimmt sauer, wenn ich NEIN sage!«	Ich habe das Recht, Nein zu sagen, da ich schon eingesprungen bin, oder: Ich habe das Recht, Nein zu sagen, da ich am Wochenende einfach mal Frei brauche, oder: Weil ich meiner Familie versprochen habe, dass wir schwimmen gehen.
negatives Gefühl: Angst (nicht mehr gemocht zu werden, oder in Ungnade zu fallen)	Positives Gefühl: Mut/Zuversicht/Erkennen des Selbstwertes
Ich bin egoistisch, wenn ich um etwas bitte, was ich mir wünsche.	Warum sollte ich mit mir schlechter umgehen als mit anderen? Auch ich habe das Recht, Wünsche zu äußern!
Vermeidungs-/Fluchtverhalten: Zögern/Ausweichen	Bewältigungsstrategien: Das Gespräch suchen (»Ich kann verstehen, dass du jemanden zum Tauschen brauchst. Dieses Wochenende ist es mir aber nicht möglich. Ansonsten kannst du mich aber immer gerne ansprechen.«)

 Übung

Stellen Sie sich vor, Sie haben mit Ihrem Mann ein langes Wochenende geplant. Er und die Kinder freuen sich schon sehr und Sie natürlich auch. Vier Tage frei! Kurz vorher fragt Sie eine Kollegin, ob Sie evtl. die vier Tage arbeiten könnten, da sie unbedingt ihre Tante in Bayern besuchen möchte, die 80 Jahre alt wird.
Schreiben Sie Blocker und Helfer auf.

Nein sagen zu Führungskräften

Einem Vorgesetzten einen Korb zu geben, ist eine heikle Angelegenheit – besonders, wenn Sie vielleicht vorher Differenzen miteinander hatten, z. B. wegen der Urlaubsplanung. Beachten Sie deshalb die folgenden Regeln bzw. den Kontext, in den Sie Ihr Nein stellen:

- Ihr Ton ist wertschätzend.
- Sie halten Blickkontakt.

- Sie straffen Ihre Schultern und stehen aufrecht (das vermittelt Stärke).
- Sie hören aufmerksam zu (das unterstreicht Ihren guten Willen und Ihre Ernsthaftigkeit).
- Sie sprechen mit gelassener Stimme (eine hohe Tonlage wirkt aggressiv).
- Sie spielen nicht den Beleidigten, sondern bleiben gelassen bei der Sache.
- Sie rechtfertigen sich nicht (Sie haben doch Ihre guten Gründe für Ihre Absage dargelegt).
- Sie lügen nicht.

Neinsagen zu Kollegen

Bei Kollegen, Mitarbeitern oder Ärzten sieht die Sache freilich etwas anders aus. Befüllen die Ihren Schreibtisch zum wiederholten Mal mit zusätzlicher Arbeit, haben Sie etwas mehr Reaktionsspielraum. Allerdings: Auch hier sollten Sie Ihrem Ärger nicht ungebremst Luft machen und lospoltern. Besser Sie hören sich auch deren Anliegen erst an, erbitten sich kurze Bedenkzeit und lehnen gegebenenfalls ab. Eines aber sollten Sie sich auch bei Kollegen verkneifen: vage bleiben.

9

> **Beispiel**   **»Meine Kollegen wollen mir bestimmt nichts Böses«**

Frau A., 38 Jahre alt, arbeitet in einer Klinik mit 320 Betten auf einer urologischen Station. Sie erzählt: »Wenn ich im Schwesternzimmer die Visite ausarbeite, kommen immer wieder Kollegen in den Raum und befüllen meinen Schreibtisch, die Ärzte sind auch nicht besser. Manchmal könnte ich innerlich platzen. Zu Hause erzähle ich meinem Mann meinen ganzen Unmut, der ermutigt mich und meint, ich solle mir ein Herz fassen und endlich mal mein Anliegen nennen. Aber das fällt mir schwer. Meine Kollegen haben ja auch Stress und sie machen das bestimmt nicht extra«.

Frau A. möchte aber gern etwas ändern. Sie will raus aus der Opferfalle und sich dem Konflikt stellen.

Die Regeln der Gewaltfreien Kommunikation (GfK)

Für sie (und vielleicht auch für Sie, liebe Leserinnen und Leser), kann das Modell der Gewaltfreien Kommunikation (GfK) hilfreich sein. Es stammt von M. B. Rosenberg[7], einem klinischen Psychologen aus den USA.

Die vier Schritte einer gewaltfreien Kommunikation (GfK) sind laut Rosenberg
1. Beobachtung
2. Gefühl
3. Bedürfnis
4. Bitte

Beobachtung bedeutet, eine konkrete Handlung (oder auch eine Unterlassung) zu beschreiben, ohne diese mit einer Bewertung oder Interpretation zu vermischen. Es geht darum, nicht zu bewerten - sondern die Bewertung von der Beobachtung zu trennen, so dass das Gegenüber gewiss sein kann, dass sich der andere nur auf seine Wahrnehmung bezieht.

Die Beobachtung löst ein **Gefühl** aus, das im Körper wahrnehmbar ist, und mit mehreren oder einem **Bedürfnis** in Verbindung steht. Damit sind allgemeine, menschlich angestrebte Qualitäten gemeint, wie z. B. Sicherheit, Verständnis, Kontakt oder Sinn. Gefühle sind laut der GfK ein Ausdruck dessen, ob ein bestimmtes Bedürfnis gerade erfüllt ist oder nicht - also eine Art Indikator. Für einen einfühlsamen Kontakt steht die Berücksichtigung der Bedürfnisse im Vordergrund, da diese den Weg zu einer kreativen Lösung weisen, die für alle Beteiligten passend ist.

Aus dem Bedürfnis geht schließlich eine **Bitte** um eine konkrete Handlung im »Hier und Jetzt« hervor. Um diese bestmöglich zu erfüllen, lassen sich Bitten und Wünsche unterscheiden: Bitten beziehen sich auf Handlungen im »Jetzt«, Wünsche dagegen sind vage gehalten und beziehen sich auf Zustände (»sei respektvoll!«) oder auf Ereignisse in der Zukunft. Erstere sind leichter zu erfüllen, sie haben deshalb auch mehr Chancen auf Erfolg. Ro-

---

[7] Rosenberg MB (2016): Gewaltfreie Kommunikation. Eine Sprache des Lebens. Junfermann Verlag, Paderborn

senberg schlägt vor, Bitten in einer »positiven Handlungssprache« zu formulieren, d. h. zu sagen, was man möchte, anstelle von dem, was man nicht möchte. Weiterhin kann unterschieden werden zwischen einer Handlungsbitte (z. B. die Geschirrspülmaschine auszuräumen) und einer Beziehungsbitte (z. B. um eine Beschreibung der Empfindungen).

> **Fazit**   **Schritte der »GfK« – kurz und knapp**
>
> Wir fassen die Schritte der »GfK« in folgendem Satz zusammen:
> »Wenn ich a sehe, dann fühle ich b, weil ich c brauche. Deshalb
> möchte ich jetzt gerne d.«

Auch als »empathischer Zuhörer« kann ich diese vier Informationen herauszufiltern, denn sie sind i. d. R. das »Herz« einer Botschaft. Ich überprüfe meine Deutung stimmt, indem ich reflektiere, was ich höre (z. B.: »Fühlst du …, weil dir … wichtig ist?«). Dies hilft auch dem Sprecher, da er durch dieses Spiegeln selbst Klarheit über das erhält, was er ausdrücken möchte, gewinnt. Das ausgesprochene und stille empathische Zuhören ist ein wesentlicher Aspekt der GfK.

9

Das formale Grundmodell ist nach Rosenberg eine Art »Übergangshilfe« zur Schulung der Aufmerksamkeit – nicht jedoch ein Ersatz für die Alltagssprache. Es benötigt reichlich Übung, bis die GfK in der Alltagssprache zu einer flüssigen Kommunikation werden kann.

Wenn eine Problemlösung im Gespräch nicht möglich ist – und auch zur Setzung von Grenzen – spricht Rosenberg von »der schützenden Anwendung von Macht«, die er von »der strafenden Anwendung« unterscheidet. Während Letztere im Fokus hat, menschliches Verhalten auf der Basis von Selbsthass zu ändern, geht es bei Ersterer darum, weitere Verletzungen zu verhindern und für Schutz zu sorgen, aus dem heraus überhaupt erst die Bereitschaft entstehen kann, wieder in Kontakt zu treten.

Tab. 9: Das Vier-Schritte-Modell (Kurzform)

Wahrnehmung	Gedanke/Äußerung
1. Wahrnehmung/Beobachtung	»Wenn ich sehe/höre …«
2. Gefühl	»bin ich … (Gefühlswort)«
3. Bedürfnis	»weil mir … (Bedürfniswort) wichtig ist.«
4. Bitte	»Wärest du bereit, … (konkrete Handlung im Jetzt)? «

Wir wenden dieses Prinzip einmal im Fall von Frau A. an:

Tab. 10: Das Grundmodell am Beispiel von Frau A.

Wahrnehmung	Gedanke/Äußerung
1. Wahrnehmung/Beobachtung	»Meine Kollegen, die Ärzte, der Vorgesetzte befüllen jeden Tag meinen Schreibtisch und ich kann nicht arbeiten.«
2. Gefühl	»Deshalb bin sauer, empört, hilflos, wütend, verzweifelt, möchte aber niemanden verletzen …,«
3. Bedürfnis	»… aber meine Arbeit ist mir wichtig und ich möchte sie zeitnah und fehlerfrei bearbeiten.«
4. Bitte	»Wärest du bereit, das Ablegen der Unterlagen auf dem Schreibtisch zu unterlassen, damit ich besser arbeiten kann?«

Wofür sind wir verantwortlich, wenn wir etwas tun/sagen?

Unsere **Bedürfnisse** sind Selbstverantwortung und das Bewusstwerden der persönlichen Freiheit sowie das Bewusstwerden unseres Handlungsspielraums. Weiterhin gilt es als ein Bedürfnis, eine »innere Klarheit« zu gewinnen, wenn uns Schuldgefühle oder ein Verlangen, das Gegenüber zu bestrafen, beschäftigen.

Grundannahmen

1. Jeder Mensch ist für sich selbst verantwortlich, d. h.:
   – für die Gedanken, denen er Kraft und Glauben schenkt;
   – für die Worte, die er spricht;
   – für die Gefühle, die er fühlt (der Auslöser mag eine bestimmte Situation oder das Handeln von anderen sein);
   – für seine eigenen Bedürfnisse;
   – für die Strategien, die er wählt, um bestimmte Bedürfnisse zu befriedigen.
2. Selbstverantwortung schließt auch das Bedürfnis ein, das Leben des anderen zu bereichern und zu seinem Wohlergehen beizutragen.
3. Selbstverantwortung ist ein Lernprozess, der so früh wie möglich beginnen sollte.
4. Die GfK kann zum Erlernen von Selbstverantwortung und der deutlichen Trennung zwischen dem **ICH** und dem **DU** behilflich sein.

9

JA – für unsere Gefühle und Bedürfnisse

JA – für unsere Handlungen und Worte

NEIN – für die Reaktion anderer auf unsere Handlungen und Worte

JA – für unsere Reaktion auf die Reaktion anderer

Das Modell der »Gewaltfreien Kommunikation« (nach Belgrave & Lawrie[8])
Die Absicht: »Herzensverbindung«, einander verstehen, gute Kooperation, Echtheit und Aufrichtigkeit - lässt sich verwirklichen durch:
1. Selbstklärung: Das ICH verstehen
2. Empathie: Das DU verstehen
3. Selbstausdruck: Das ICH mitteilen

[8] Belgrave B & Lawrie G (o.J.): Ways of learning, experiencing and teaching Nonviolent Communication (NVC). Im Internet: http://www.liferesources.org.uk/publications.html [Zugriff am 19. Juli 2018]

Diese Intention wird ermöglicht durch das »Vier-Schritte-Modell« der GfK, wobei der Fokus im »Hier + Jetzt + So« liegt:

- Wahrnehmung
- Gefühl
- Bedürfnis
- Bitte

Den Rahmen bildet hierbei die Ethik der GfK, die sich aus »Absicht« und »Fokus« zusammensetzt. Die o. g. drei Positionen bedeuten hierbei:

1. Selbstempathie, eine innere Klarheit finden = Selbstklärung
2. Aufrichtigkeit, Echtheit = Selbstausdruck
3. Klärungshilfe für das Gegenüber = Empathie

Das »Vier-Schritte-Modell« ist somit der »Universalschlüssel«, sprich eine konkrete Formulierungs- und Orientierungshilfe.

Der Kommunikations-Flow (nach Hart & Kindle-Hodson[9])

Die Selbstempathie (Das ICH verstehen)...

Wenn ich sehe/höre ... bin ich (Gefühlswort), weil ich ... (Bedürfniswort) brauche. Bitte an mich/jemand anders.

... kann durch zweierlei Arten einer Absicht/Intention ausgedrückt werden:

1. »Ich möchte Verbindung, ich möchte verstehen und verstanden werden.«
2. »Ich möchte nur meine Interessen durchsetzen.«

Zur **Absicht/Intention 1** gibt es wiederum zweierlei Ausdrucksmöglichkeiten:

1. Ich wähle Empathie (Das DU verstehen), d. h. ich konzentriere mich auf die andere Person: »Wenn du ... siehst oder hörst, bist du ... (Gefühlswort), weil du ... (Bedürfniswort) brauchst. Du möchtest, dass ich ... tue oder sage?«

---

[9] Vgl. Hart S & Kindle Hodson V (2007): Respektvoll miteinander leben: 7 Schlüssel zur Konfliktlösung. Mithilfe der GFK Konflikte in Kooperation umwandeln. Junfermann Verlag, Paderborn

2. Ich wähle Selbstausdruck (Das ICH ausdrücken), d. h. ich drücke aus, was in mir steckt: »Wenn ich … sehe oder höre, bin ich … (Gefühlswort), weil ich … (Bedürfniswort) brauche. Könntest Du bitte …?

Die **Absicht/Intention 2** jedoch führt zwangsläufig einzig zur Durchsetzung der eigenen Interessen und der Selbstwahrnehmung.

Der Fokus des Kommunikationsflows liegt in der Gegenwart, d. h. im »Hier und Jetzt«. Die Absicht sollte stets sein, eine Herzensverbindung herzustellen, das Einander-verstehen- Wollen und die jeweiligen Bedürfnisse der Beteiligten zu berücksichtigen.

 Übung

Fragen Sie sich in Ihren »inneren Selbstgesprächen« zu folgenden Punkten:
1. Welche Ansprüche/Forderungen/Wünsche werden aus Ihrem »Selbstgespräch« erkennbar:
   – an die Situation?
   – an Sie selbst?
   – an die anderen Beteiligten?
2. Welche Ihrer Ansprüche sind realistisch/erreichbar/hilfreich?
3. Welche emotionalen Folgen würden sich für Sie ergeben, wenn Ihre Ansprüche/Forderungen nicht erfüllt würden? Welche Konsequenzen hätte es für Sie, wenn Ihre Wünsche nicht erfüllt würden?

9

Nach dem Seminar und vielen Übungen und Tools, die wir umgesetzt haben, sagte Frau A.: »Ich habe heute viel gelernt und bin viel selbstsicherer geworden. Ich habe mich oft geärgert und nichts gesagt. Mein Gefühl überhaupt nicht benannt. Die Übungen werde ich zu Hause umsetzten, erst einmal genau wahrnehmen, mein Gefühl benennen und lernen, mein Bedürfnis als Bitte zu formulieren. Das ist erst einmal ganz neu für mich. Mich selbst zu schätzen, mich wichtig nehmen und mein Gefühl ernst zu nehmen. Ich gehe heute gestärkt aus dem Seminar.« Was Frau A. damit für sich entdeckt hat, ist ihre Selbstliebe.

9.1.3 Delegieren

Die Prinzipien des Delegierens sind einfach, aber trotzdem tun sich viele Stationsleitungen und Wohnbereichsleitungen schwer damit. Das Geheimnis des richtigen Delegierens in der Praxis liegt darin, wie Sie diesen Prozess erfolgreich umsetzen.

Als PDL, Stationsleitung, oder Abteilungsleitung müssen Sie sich jeden Tag neu entscheiden: Was ist wichtig und was ist nur dringend? Welche Ihrer Aufgaben können und welche Ihrer Aufgaben sollten Sie delegieren? Eine Führungskraft muss sich auf das Wesentliche konzentrieren. Aber: Wer sich auf das Wesentliche konzentrieren will, muss loslassen können. Und da hapert es bei vielen. Viele Leitungskräfte wissen sehr genau, welche Aufgaben sie eigentlich delegieren sollten. Sie tun es aber nicht. Als Begründungen kommen dann Sätze wie:

- »Das muss ich selber machen, das macht sowieso sonst keiner richtig!«
- »Keiner außer mir weiß wirklich wie das geht! Bis ich das jemandem erklärt habe, habe ich es doch schon selbst gemacht.«
- »Ich hab ja niemandem, dem ich vertrauen kann und dem ich das übergeben könnte.«

Diese Ausreden helfen jedoch nicht weiter.

Entwickeln Sie Ihre Mitarbeiter
Delegieren ist sicherlich nicht einfach, aber es ist eine Investition in die Weiterbildung Ihrer Mitarbeiter. Es kostet Zeit und Energie, aber es lohnt sich.

Geben Sie Ihren Mitarbeitern die Möglichkeit, aus Fehlern zu lernen. Wenn Sie eine Aufgabe delegieren, die Sie bisher selbst erledigt haben, werden Sie beim ersten Mal wahrscheinlich ein schlechteres Ergebnis bekommen. Das ist aber doch nur verständlich. Schließlich haben Sie über Monate oder Jahre lernen können, wie es geht. Ihr Mitarbeiter dagegen macht eine Aufgabe zum ersten Mal.

Wenn Sie eine Aufgabe an einen Mitarbeiter delegieren wollen, müssen Sie vorher einschätzen, ob er die Erfahrung, den Wissensstand und die Fähigkeiten für diese Aufgabe mitbringt. Darauf basierend müssen Sie mehr oder weniger Vorgaben machen, kontrollieren oder unterstützen.

Beispiel > **Herr F. und die Schwierigkeiten der Delegation**

Herr F. ist 48 Jahre alt und Einrichtungsleiter. Im Einzelcoaching berichtet er: »Ich glaube schon, dass ich als Einrichtungsleiter vieles richtig mache und erhalte auch viel positive Rückmeldung von meinen Mitarbeitern. Es fällt mir jedoch sehr schwer, Aufgaben an meine Büromitarbeiter abzugeben oder an meine Wohnbereichsleitungen. Ein bestimmter Mitarbeiter vergisst Aufgaben, um die ich ihn gebeten habe. Ich frage dann auch nicht mehr nach. Wenn ich es selbst mache, weiß ich, dann ist es erledigt.«
Als ich Herrn F. frage, wie er diesen speziellen Mitarbeiter einschätzt, antwortet er: »Na ja, wissen Sie, dieser Mitarbeiter ist nicht besonders fähig.«

9

Von einem Mitarbeiter, der so eingeschätzt wird, kann niemand erwarten, dass er sich in den nächsten Jahren auch nur geringfügig verändern wird. Herr F. muss lernen, zu erkennen, ob Menschen »sind« oder ob sie »sich verhalten«. Aus konstruktivistischer Sicht macht es mehr Sinn, vom »Verhalten« zu sprechen, als vom »Sein«.

Es ist ein Unterschied, ob man sagt: »Dieser Mitarbeiter ist nicht besonders fähig«, oder ob sich der Mitarbeiter » unfähig verhalten hat«. Die letzte Äußerung gibt dem Mitarbeiter eine Möglichkeit zur Veränderung. Wenn Sie davon ausgehen, dass jemand unfähig ist, werden Sie diesem unfähigen Mitarbeiter wohl kaum anspruchsvolle Aufgaben geben. Dem Mitarbeiter jedoch, dem sie ein (vielleicht nur einmaliges) unfähiges Verhalten attestierten, werden Sie eine Chance geben. Vielleicht werden Sie auch einen gewissen Ehrgeiz entwickeln, genau diesen Mitarbeiter zu fördern. Dieser Mitarbeiter hat so die Chance, etwas zu verändern und seine Stärken zu sehen, seine Potenziale, umso mehr Selbstvertrauen zu erlangen. Er wird resilienter.[10]

---

[10] In Anlehnung an Radatz S (2008): Beratung ohne Ratschlag. 5. Auflage. Verlag Systemisches Management, Bonn

Die fünf Stufen der Delegation

Viele Leitungskräfte fragen in meinen Seminaren: »Wie weit muss ich meine Mitarbeiter kontrollieren? Was muss ich vorgeben?« Für die Beantwortung dieser Fragen ist es günstig, sich mit den fünf Stufen der Delegation zu beschäftigen:

Stufe 1: »Setze um«

Der Mitarbeiter muss sich genau an die Vorgaben des Vorgesetzten halten, da der bereits die Details recherchiert und auch abgewogen hat. Das kostet die Führungskraft zunächst einmal viel Zeit und vielleicht fühlt sich der Mitarbeiter bei diesem Vorgehen unterfordert, denn er ist ein bloßer Erfüllungsgehilfe.

Stufe 2: »Arbeite dich ein«

Der Vorgesetzte bittet seinen Mitarbeiter, die Anforderungen der neuen Aufgabe genau anzuschauen und sich in die Thematik einzuarbeiten. Im Anschluss soll der Mitarbeiter das weitere Vorgehen im Prozess vorschlagen. Die Entscheidung für die nächsten Schritte fällt jedoch der Vorgesetzte.

Stufe 3: »Erarbeite einen Vorschlag«

Hier arbeitet sich der Mitarbeiter intensiv und ausführlich ein, um alternative Vorgehensweisen zu entwickeln. Der Vorgesetzte gibt anschließend sein Okay.

Ja, dieses Vorgehen kostet Zeit! Aber es hilft dem Mitarbeiter dabei, sich weiter zu entwickeln. Stellen Sie Ihren Mitarbeitern immer erst das neue Vorhaben bzw. das neue Projekt vor und auch die bisher getroffenen Entscheidungen. Der Mitarbeiter ist dann im Detail informiert und kann die nächsten Vorschläge erarbeiten.

Stufe 4: »Entscheide mit Rückmeldung«

Je erfahrener der Mitarbeiter, desto freier kann er arbeiten. Auf dieser Stufe der Delegation entscheidet der Mitarbeiter auch selbstständig. Aber im Anschluss daran informiert er seinen Vorgesetzten, was und warum er so entschieden hat.

Stufe 5: »Entscheide ohne Rückmeldung«

Wenn die Führungskraft (PDL oder Stationsleitung) vollstes Vertrauen in die Fähigkeiten Ihres Mitarbeiters hat, braucht sie auch keine Rückmeldung vom Mitarbeiter mehr. Die Führungskraft weiß, dass der Mitarbeiter die Arbeit zur vollsten Zufriedenheit erledigt.

Delegieren ist eine Investition in die Mitarbeiter

Je mehr Vertrauen Sie in Ihre Mitarbeiter haben, desto höher ist die Stufe der Delegation und das wiederum bedeutet, dass Sie viel weniger Zeit für Entscheidungen, Kontrolle und die Unterstützung bei der delegierten Aufgabe aufbringen müssen.

Die Grundvoraussetzung für Delegation ist also Vertrauen und zwar auf beiden Seiten, zum einen in die Person, die die Aufgabe übernimmt, und Vertrauen auf Seiten der Führungskraft, die sich sicher ist, dass sie die Aufgabe abgeben kann. Delegation ist nicht nur eine Arbeitsanweisung, die Sie an die Mitarbeiter geben, sondern auch die Abgabe von Kontrolle.

9

| Beispiel | »Jetzt habe ich endlich wieder Freude am Dienst« |

Katja ist eine erfahrene Gesundheits- und Krankenpflegefachkraft. Aber sie hatte Grund zur Klage. »Jahrelang hatten wir eine Stationsschwester, die alles an sich gerissen hat! Wir durften nichts, keine Visiten begleiten, beim Verbandwechsel hat sie uns immer auf die Finger geschaut. Die Blutentnahmen waren nicht richtig hingestellt, Dienstpläne schreiben konnten wir nicht.

Ich habe die Stationsschwester sehr geschätzt, aber ich habe seit zehn Jahren mein Examen und fragte mich, ob ich und meine Kollegen zu blöd sind? Mein Selbstbewusstsein war schon ganz im Keller und mein Mann meinte: »Kündige doch, das hast du noch nicht nötig. Du weißt doch, was du kannst!«

Also, da war ich mir nicht mehr so sicher. Ich kam mir vor wie ein kleines Licht. Von einem Lob oder einer positiven Rückmeldung von Seiten meiner Stationsschwester konnte ich nur träumen.

Nun aber ist unsere Stationsschwester in Ruhestand gegangen und wir waren sehr gespannt, wie uns die »Neue« begegnet. Aber wir sind begeistert! Unsere neue Stationsschwester ist eine tolle Frau. Sie bezieht uns jeden Tag mit ein. Am Anfang war das komisch, weil wir das nicht gewohnt waren. Inzwischen gehe ich mit zur Visite, wir waren zur Fortbildung, schreiben Dienstpläne etc.
Ich habe wieder viel mehr Freude zum Dienst zu gehen. Selbst mein Mann meinte neulich, ich wäre viel fröhlicher geworden.«

Was Katja und ihre Kollegen erfahren haben, ist wieder eigenverantwortlich arbeiten zu dürfen. Die neue Stationsschwester vertraut ihren Mitarbeitern, lässt sie ihre Kompetenzen entwickeln und Verantwortung übernehmen. Machen Sie es doch ebenso und starten Sie den Prozess für mehr Delegation:

- Erarbeiten Sie mit Ihrem Team eine gesunde Haltung zu Fehlern: »Aus Fehlern können wir lernen.«
- Reflektieren Sie mit Ihrem Team und erkennen Sie dessen Bereitschaft an, dass es die Aufgaben ebenso gut erledigt wie Sie das tun.
- Kommunizieren Sie offen, sodass jeder Mitarbeiter seine Wünsche und Bedürfnisse äußern kann und alle gemeinsam an Lösungen arbeiten.
- Seien Sie bereit dazu, selbst auch zu lernen – ebenso wie Ihre Mitarbeiter.

Wenn Sie Mitarbeiter in Prozesse einbeziehen, sie wertschätzen, ihnen Vertrauen entgegenbringen, sie motivieren – dann führen all diese Dinge dazu, dass Ihre Mitarbeiter wachsen können. Wenn Mitarbeiter erleben, dass eine angenehme Arbeitsatmosphäre herrscht und sie ein angemessenes Feedback erhalten, können sie ihre eigenen Stärken erkennen. So wie Katja und ihr Team, die durch die Vorgehensweise der neuen Stationsschwester die Möglichkeit hatten, Raum für individuelle Weiterentwicklung erleben zu dürfen. Das ist ein ganz wichtiger Aspekt der Resilienzförderung: die Entwicklung der Eigenverantwortlichkeit und der eigenen Gesundheit!

10 Warum ich weiß, dass ich heute resilient bin

Meine größte und schlimmste Krise erlebte ich im August 2012. Mein Mann trennte sich nach 26 Jahren Ehe und 30 Jahre Zusammensein von mir. Es war ein furchtbarer Moment, der mir den Boden unter den Füßen wegzog. Wir hatten uns kennengelernt, da war ich 18 Jahre alt und mit 21 Jahren habe ich geheiratet. Wir hatten uns so gut verstanden, zwei Kinder, ein altes Haus umgebaut (über viele Jahre) und dann Jahre zuvor noch einmal gebaut. Ich war glücklich mit meinem Leben und dachte, mein Mann ist es auch.

Nach meinem Burnout hatte ich die Stundenzahl an der Schule reduziert, war für meine Familie da, genoss die Zeit mit meiner Familie, Freunden und Patenkindern. Und ich genoss, dass wir mehr Zeit für uns hatten, konnten in die Sauna gehen, Sport machen, oder am Wochenende zu einem Kurztrip wegfahren. Nun sollte alles vorbei sein. Ich war fassungslos und konnte keinen klaren Gedanken mehr fassen. Wie sollte das Leben nun weitergehen?

Ich wusste es nicht. Lag fünf Tage im Bett und wusste nicht weiter. Drei Wochen später habe ich ein Sparschwein geschlachtet und bin für fünf Tage auf eine Nordseeinsel gefahren, um Abstand zu gewinnen, ich wollte mich sortieren. Zwei Tage bin ich ziellos über die Insel gelaufen und habe am dritten Tag stundenlang im Sand gesessen und 15 Seiten auf meinen Schreibblock geschrieben.

Zauberstab 2: Akzeptanz & Achtsamkeit
- Wie soll es weitergehen?
- Was sind meine Stärken?
- Wo sind meine Schwächen?

- Welchen Beruf soll ich ausüben? (Als Krankenschwester hatte ich 15 Jahre nicht mehr gearbeitet, als stellvertretende Hospizleitung würde ich so schnell keine Anstellung bekommen. Als Lehrerin für Pflegeberufe nur eine Halbtagsstelle. Als Psychologische Beraterin keine Festanstellung in der Klinik.)
- Soll ich in die komplette Selbstständigkeit gehen?
- Wie geht es den Kindern? Wie nehmen sie es auf? Kann ich, wenn ich unregelmäßig arbeite, mich genügend um die Kinder (die ja schon erwachsen waren, aber auch mit der Situation klar kommen mussten) kümmern?
- Wer ist da, wer ist von meinen Freunden an meiner Seite?

Viele Fragen beschäftigten mich. Als ich am letzten Tag am Meer stand, war meine Entscheidung gefallen. Ich würde in die komplette Selbständigkeit gehen. Zu Hause informierte ich meine Freundinnen, die aus allen Wolken fielen, über die Situation und mir dringend davon abrieten, in die Selbständigkeit zu gehen. Das wäre der direkte Weg ins Burnout. Ich stieß auf wenig Zuspruch. Doch das war mir egal. Mein Entschluss war gefasst und keiner hielt mich davon ab. **(Zauberstab 1 Optimismus)**

Zu Hause sprach ich mit meinem Mann, wie es weitergehen sollte. Ich konnte nicht im Haus bleiben, konnte meinen Mann nicht auszahlen. Also musste ich mir eine Wohnung suchen. Er wollte im Haus bleiben. Eine Wohnung suchen. Das hatte ich noch nie gemacht. Ich hatte im Schwesternwohnheim gewohnt, anschließend mit meinem Mann zusammengelebt. Mir war schlecht. Eine Wohnung organisieren. Ich brauchte Strom, Gas, einen Computer. Alles Neuland, darum hatte ich mich noch nie gekümmert. Ich schaute mir unzählige Wohnungen an und fand eine im 2. Stock, 65 m², kaum isoliert und einem Minibalkon. **(Zauberstab 7 Zukunftsgestaltung)**

Neben der Arbeit an der Schule, als Freiberuflerin, habe ich meine Wohnung saniert mit Hilfe der Kinder und Freunden. Drei Monate später zog ich ein und heulte mir tagelang die Augen aus. Alles war mir fremd, andere Geräusche, fremde Menschen im Flur. Meine gewohnte Umgebung fehlte mir so sehr. Ich war oft verzweifelt. Freute mich auf das gemeinsame Essen und die Gespräche mit meinem Sohn. Nun musste ich mich um meine Selbständigkeit kümmern. Nach vielen Jahren der Sicherheit stand ich nun alleine auf eigenen Füßen. Ein mir ganz unbekanntes Gefühl, was mir Angst machte.

Neben meiner Arbeit als freiberufliche Lehrerein musste ich einen Plan entwickeln, wenn ich in die Selbstständigkeit gehen wollte:
- Themen entwickeln
- Konzepte schreiben
- Akquise betreiben
- Flyer gestalten
- Einen Seminarkatalog entwerfen
- Potenzielle Auftraggeber anrufen
- Mich um die Buchführung kümmern (von der ich damals keine Ahnung hatte!)

In dieser Zeit bin ich oft an meine Grenzen gestoßen, schlief oft nur vier Stunden, gab tagsüber Seminare und abends Coachings. Ich fuhr mit meinen neu entwickelten Seminarkatalogen durch die Republik, führte viele positive Gespräche, erfuhr aber auch Ablehnung. (**Zauberstab 3 Lösungsorientierung & Kreativität**)

10

Trotz einiger Absagen ließ ich mich nicht entmutigen. Ich arbeitete mich intensiv in die Buchführung ein und erinnerte mich an all das, was ich in meiner Kur gelernt habe. Das Wichtigste: Ich benötige eine gute Work-Life-Balance und musste Dinge delegieren, die andere besser machen. Also recherchierte ich lange und fand eine Steuerberaterin. Dann fing ich an, jede Woche einen Wochenplan zu schreiben:
- Wann arbeite ich?
- Wann sehe ich die Kinder?
- Was unternehmen wir gemeinsam?
- Wann gehe ich Schwimmen?
- Wann mache ich Sport?
- Wie viele Stunden werde ich schlafen?
- Wann sehe ich meine Freundinnen?
- Wann bereite ich meine Seminare vor?
- Netzwerke schaffen

Dieser Wochenplan hat mir sehr geholfen, mein Leben zu strukturieren. Mein Dankbarkeitsbuch habe ich jeden Abend sehr bewusst geschrieben und jeden Tag einen Satz dazu, worauf ich an diesem Tag stolz auf mich bin. **(Zauberstab 5 Selbstwert & Selbstwirksamkeit)**

Nach zwei Jahren hatte ich viele Aufträge und konnte eine Mitarbeiterin einstellen. Sie war nicht immer da, doch der Austausch tat gut und war eine Bereicherung. Es kamen immer mehr Aufträge und so hatte ich bald Trainerinnen im Unternehmen. Wir planten Konzepte nun gemeinsam, die Arbeit beflügelte uns alle. Mein 12-m²-Büro platzte aus allen Nähten und ich sehnte mich nach mehr Platz. Im Sommer herrschten wahnsinnige Temperaturen in meiner kleinen Wohnung. Jede Nacht surfte ich durch die Immobilienseiten im Netz und entdeckte eines Nachts ein uraltes Haus, genauer gesagt: das Foto einer wunderschönen alten Haustür, in die ich mich spontan verliebte. Noch in derselben Nacht schrieb ich um 01:30 Uhr der Inserentin, dass ich unbedingt dieses Haus sehen müsste. Als ich die Mail absandte, erklärte ich mich für verrückt. »Ein Haus an der Nordsee? Wie sollte ich das denn bezahlen?«

Die Maklerin meldete sich netterweise am nächsten Tag und teilte mir mit, es gäbe unzählige Bewerber. Ich ließ mich trotzdem auf die Liste setzen. Meinen Freundinnen erzählte ich begeistert von dem alten Haus. Ihre Blicke sagten mehr als 1000 Worte ... »Ein Haus an der Nordsee? Renovierungsbedürftig? Bist du verrückt? Wie willst du das denn schaffen? Wie willst du das bezahlen? Denk an dein Burnout vor sechs Jahren. Was hast du gelernt in deiner Kur?« – Richtig. Was hatte ich gelernt? Es war wichtig, dass ich eine gesunde Work-Life-Balance hatte. Ich ging weiter zum Schwimmen, zum Sport und machte Yoga. Es war ganz wichtig, dass ich einen gesunden Ausgleich hatte **(Zauberstab 4 Selbstfürsorge)**.

Zwei Tage später fuhr ich an die Nordsee, obwohl ich erst eine Woche später einen Termin mit der Maklerin hatte. Ich war wie fremdbestimmt, musste das Haus unbedingt sehen und die Haustür! Vor Ort steigerte sich meine Begeisterung womöglich noch. Ich lernte sogar die Besitzerin kennen, die sich ein wenig Zeit für mich nahm.

Eine Woche später hatte ich den offiziellen Termin mit der Maklerin. Meine Tochter begleitete mich und auch sie war sehr angetan von dem Haus. Es steckte viel Arbeit darin. Aber ich wusste, ich schaffe es. Keine zehn Tage später rief die Maklerin an: »Die Verkäufer haben sich für Sie entschieden.« Ich konnte es nicht fassen und weinte vor Glück. Ich rief meine Kinder und Freundinnen an, machte einen Plan und vereinbarte mit verschiedenen Banken einen Termin.

Die Ergebnisse waren niederschmetternd. Keine Bank wollte mich finanzieren. Es dauerte lange, bis ich ein Institut fand, dass auch einer Selbstständigen wie mir einen Kredit gewährte. Als ich den Kaufvertrag unterschrieb, war ich in einem Gefühlchaos: Ich wurde 50 Jahre und kaufte ein Haus, das 270 km entfernt ist und vollständig renovierungsbedürftig. Würde ich das schaffen, neben meiner Arbeit? Ich musste jeden Tag weite Strecken fahren, war viel in anderen Bundesländern. Neben Konzepten und Seminarvorbereitungen hatte ich Trainings, Coachings und viel Arbeit im Büro.

Aber ich habe es geschafft! Allerdings nicht allein, sondern dank meinen Freundinnen und Freunden, die mich unterstützten. **(Zauberstab 6 Netzwerke)**

10

Als ich mit Feuereifer die ersten Arbeitsschritte begann, starb meine Mutter. Sie war friedlich nachts eingeschlafen, was mich einerseits tröstete, doch es machte mich auch traurig, dass niemand bei ihr gewesen war. Trauer überfiel mich und der ungute Gedanke, ob ich mir nicht doch zu viel aufgebürdet hatte. Zwei Tage war ich an einem Tiefpunkt, aber dann war ich mir sicher: Ich schaffe das!

Neben viel Planung, Sport und Ruhephasen habe ich es geschafft, all meine Pläne umzusetzen. Heute bin ich sehr glücklich, dass ich es geschafft habe und freue mich, mit meinen Kindern und Freunden Zeit an der Nordsee verbringen zu dürfen. Ich genieße die Ruhe und die Weite der Natur.

Inzwischen führe ich ein ganz anderes Leben als vor meinem Burnout. Neben meiner Arbeit genieße ich die Zeit, die ich für mich habe. Ich mache viel Sport, lese, treffe mich mit meinen Kindern, Schwiegerkindern und dem ersten Enkelkind. Ich genieße die gemeinsame Zeit mit meinen Freundinnen und Freunden, die mich bei allem unterstützt haben.

Trotz meiner vollen Woche gehe ich dreimal wöchentlich schwimmen und zum Sport, meditiere und mache Yoga. Ich bin sehr dankbar für alles und schreibe immer noch jeden Tag ein Dankbarkeitstagebuch. Ich freue mich immer, wenn ich selbst lernen darf und Fortbildungen besuche. (**Zauberstab 8 Improvisationsvermögen & Lernbereitschaft**)

Meine Tochter sagte einmal: »Vielleicht musste all das passieren, damit du deine Berufung leben kannst.« Wenn ich heute mein Leben betrachte, bin ich neben großer Dankbarkeit jeden Tag glücklich, wenn ich Seminarteilnehmer erlebte, die sich für einen Weg entscheiden, der sie zufrieden macht, oder einen Veränderungsprozess. Heute lebe ich selbstbestimmter und selbstbewusster. Und dafür bin ich jeden Tag sehr dankbar.
Eine Dankbarkeit, die viele meiner Seminarteilnehmer teilen. Vor einiger Zeit schenkte mir eine Gruppe einen selbstverfassten Text:

Das Leben
Das Leben ist eine Herausforderung – stell dich ihr!
Das Leben ist ein ewiges Loslassen –
nur mit leeren Händen kann ich nach Neuem greifen!
Das Leben ist Liebe – Lebe sie ehrlich und tief!
Das Leben ist Hoffnung – Gib sie niemals auf!
Das Leben ist ein Weg – Geh ihn vorwärts!
Das Leben ist Glaube – Verliere ihn nie!
Das Leben ist Sterben, jeden Tag – Sei dir dessen immer bewusst!
Das Leben ist lernen – Immer, bis zum Ende!
Das Leben ist ein Geschenk – Sei dankbar dafür!
Das Leben ist schön – Mach die Augen auf!
Das Leben ist Wahrheit – Bleibe ihr treu!
Das Leben ist spannend – Bleibe immer neugierig!
Das Leben ist Zeit – Verschwende keine Lebenszeit mit unnötigen Dingen!
Jedes Leben hat ein Ziel – Versuche es zu erreichen!
Das Leben ist – noch viel mehr!
Geh mit Optimismus durch das Leben!

Nachwort

Liebe Leserinnen und Leser, ich hoffe, mein Buch hat Sie ein wenig inspiriert, über Ihr Leben nachzudenken und innezuhalten, um zu sehen: »Wo stehe ich gerade?« Um Fragen zu beantworten: »Bin ich glücklich mit meinem Tun? Habe ich die, Möglichkeit etwas zu verändern?«

Es geht gar nicht um die ganz großen Veränderungen. Wenn Sie Kleinigkeiten in Ihrem Leben umsetzen, ist das schon ein großer Schritt. Resilienz kann man erlernen, ein Leben lang. Wenn Sie wieder in alte Muster zurückverfallen, ist das nicht schlimm. (Wenn Sie während einer Diät ein Stück Schokolade essen, ist auch nicht die ganze Diät dahin!)

Sich bewusst zu werden, dass Sie nicht in einer Opferfalle stecken, sondern immer die Wahl haben, das ist die entscheidende Erkenntnis. Seien Sie stolz auf jeden kleinen Veränderungsschritt. Erfreuen Sie sich, wenn Sie kleine Auszeiten eingebaut haben, wenn Sie einmal »Nein« gesagt haben, ohne schlechtes Gewissen! Seien Sie stolz auf sich, wenn Sie es schaffen, nach dem Dienst einfach einmal anzuhalten und in Ruhe eine Tasse Kaffee zu genießen. All das sind keine Schritte, die Sie dahin führen, Selbstliebe und Selbstachtung zu erlernen.

Denken Sie daran, Ihre Arbeitskraft kann man ersetzen, aber nie Sie als Mensch. Sie sind wichtig und sich selbst der wichtigste Mensch. Sie können nur gut mit Menschen arbeiten, wenn Sie selbst gut zu sich sind!

Ich wünsche Ihnen viel Erkenntnis und Eigenliebe, damit Sie resilient(er) werden. Und Sie werden es schaffen, denn Sie sind stärker als Sie glauben!

Literatur

Barnes A (2018): Selbstvertrauen. Kailash Verlag, München

Bohnes H, Bremer-Roth F (2011): In guten Händen – Altenpflege Band 2. Cornelsen Verlag, Berlin.

Engl SM (2015): Du weißt es doch schon! 2. Auflage. Schirner Verlag, Darmstadt.

Fromm E (1993): Die Kunst des Liebens. Manesse Verlag, Zürich.

Förster J (2017): Der kleine Krisenkiller. Droemer Knaur, München.

Hofmann I (2010): In guten Händen – Pflegiothek. Stress- und Burnoutprävention in der Pflege. Cornelsen Verlag, Berlin.

Lemper-Pychlau M (2015): Wie Sie Ihre Selbstzweifel loswerden und Ihr Leben genießen. Springer Verlag, Berlin.

Stahl S (2015): Das Kind in dir muss Heimat finden. Kailash Verlag, München.

Seiler LM (2017): Mögest Du glücklich sein. Komplett Media Verlag, Grünwald

Radatz S (2008): Beratung ohne Ratschlag. Systemisches Coaching für Führungskräfte und Beraterinnen. 8. Auflage. Verlag Systemisches Management, Bonn.

Register

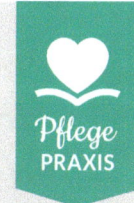
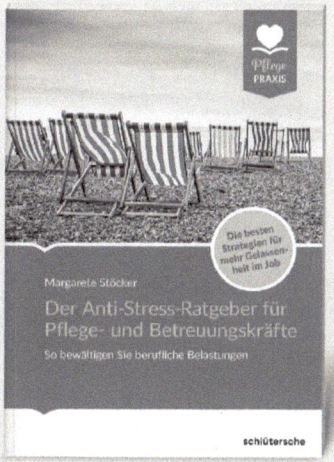

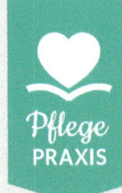
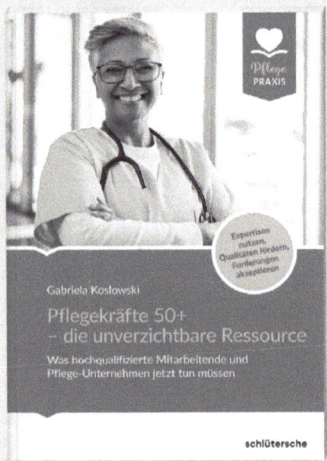

Achtsam & gelassen im Berufsalltag

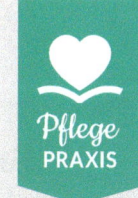

Pflege PRAXIS

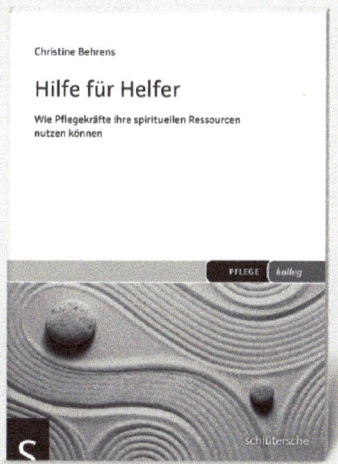

Christine Behrens

Hilfe für Helfer

Wie Pflegekräfte ihre spirituellen Ressourcen nutzen können

136 Seiten, Softcover
ISBN 978-3-89993-344-4
€ 16,95

Auch als E-Book erhältlich

- Balance halten – zwischen Stress und Gelassenheit
- Spiritualität für Pflegekräfte – ganz praktisch und konkret
- Mit vielen praktischen Übungen, die sich ganz leicht im Alltag umsetzen lassen

Änderungen vorbehalten.

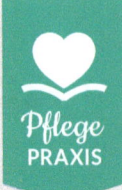
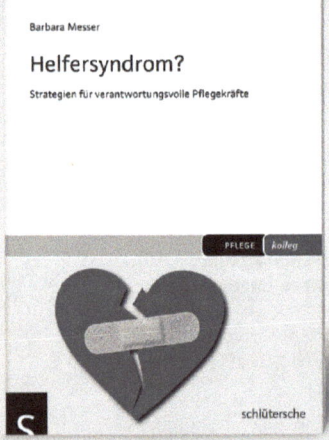

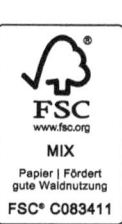
Zeitfracht Medien GmbH
Ferdinand-Jühlke-Straße 7
99095 Erfurt, Deutschland
produktsicherheit@kolibri360.de